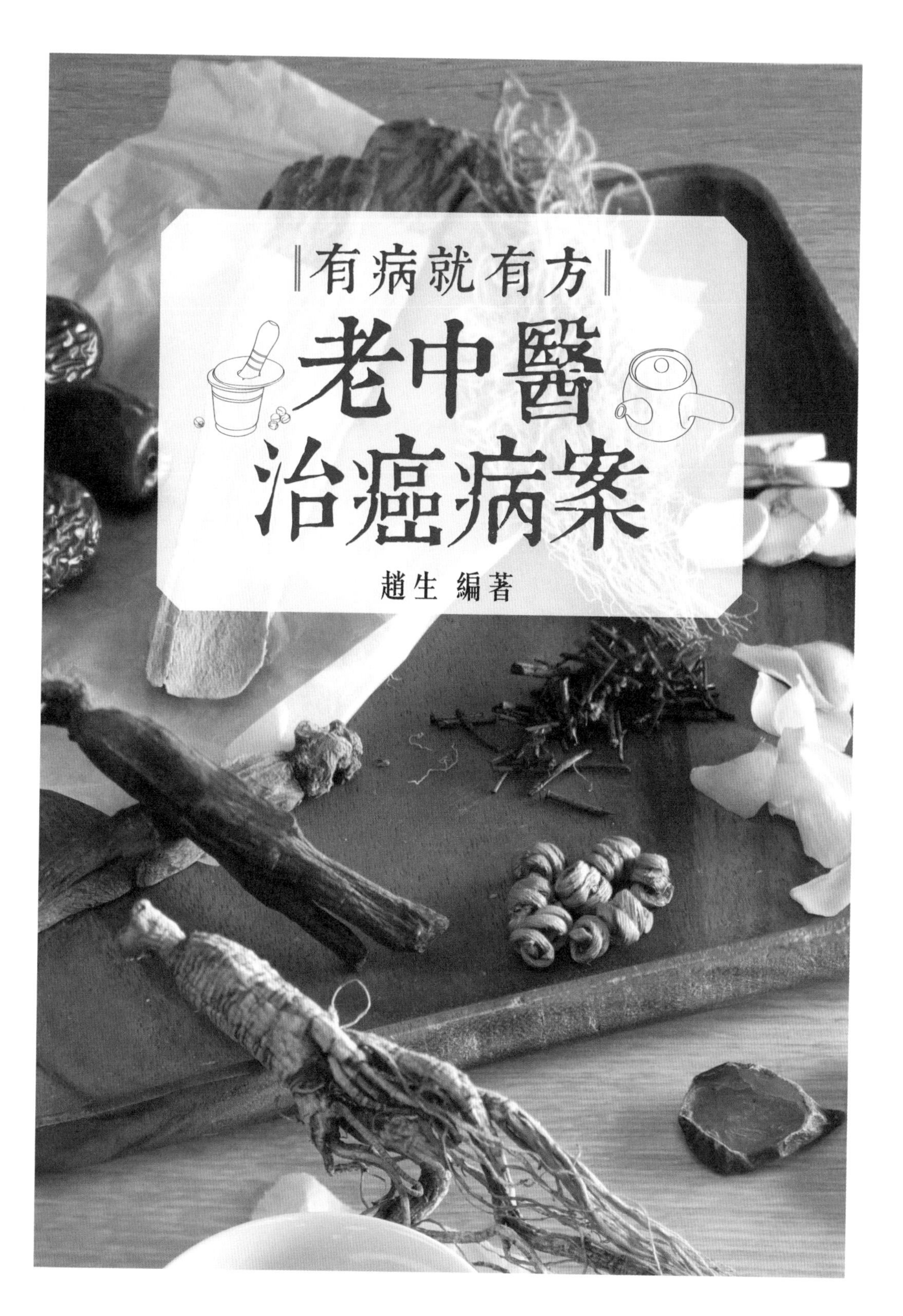

有病就有方

老中醫治癌病案

趙生 編著

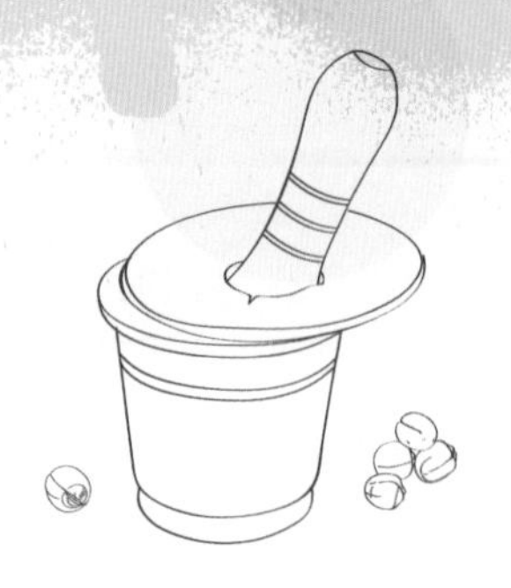

自序

我在香港足有 45 年從醫經驗，服務對象多數是土生土長的香港人。接觸的癌症好發人群，抗癌治療的預後效果，或多或少能有地區代表性。以前，人們談癌色變，現在，社會開始接受癌症不一定是絕症了，不少人知道，癌症有很大機會是一種可控性疾病，願意公開地平心靜氣地談論它了。於是，我將自己的臨床經驗編寫成這本書，供讀者瞭解一點可能發生在您的身旁不遠處的真實故事。我負責任地告訴您，患了癌症並不等於生命倒數，而是一場曠日持久的抗病工程與您簽上了合約，要正式開工了。帷幕才剛拉開，要做的事多得很呢，由不得您自怨自艾，垂頭喪氣，更由不得您絕望傷心，舉白旗投降。看看書中一個又一個的實例，展現了腫瘤醫學是如何的日新月異，中醫可以怎樣的精湛和暖心，使患者重獲新生或者帶瘤生存。

在臨床治療中，我使用中醫經方幾乎成為習慣，如果方證對應，確實「效如桴鼓」。國醫大師岳美中説過：「從臨床療效方面總結，治重病大症，要注意選用經方。」對於癌症這樣的重病，不但需要原汁原味的經方思想，還需要博採眾長，知常達變，斷斷不可為了應付門面，生搬硬套；也不可零敲碎打，延誤病情。

我把經方治療癌症的醫案盡可能地整理出來，雖不知道在統計學上有無價值可言，但是至少對於驗證中醫經典《傷寒論》是有益處的。現代中醫，離不開傳承和創新。沒有傳承，創新就如無源之水，無本之木。

癌症不像患其他普通疾病，至今沒有特定的藥物能治好所有的癌症。單純西醫治療，或單純中醫治療，都沒有中西醫綜合治療更能提高療效。

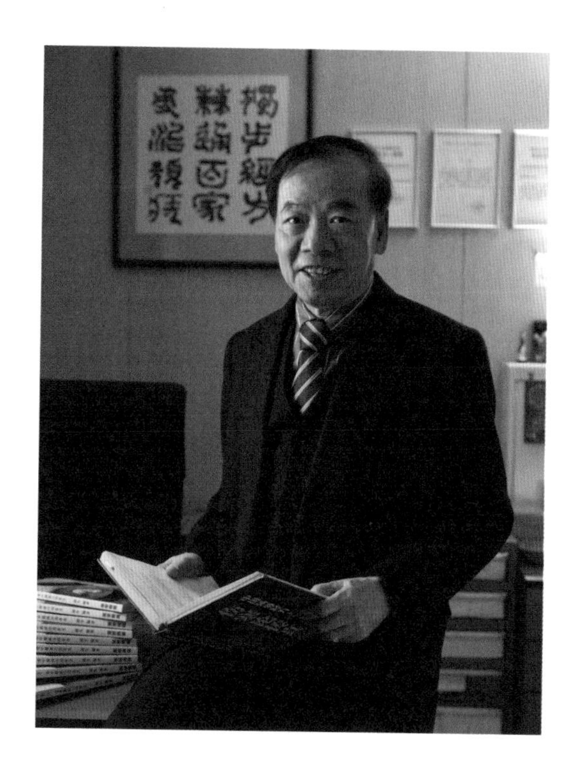

中醫在對癌症的症狀辨識上，精準度遠不及現代西方醫學，但是它將人看作一個整體，對總體狀況的判斷處理有獨到之處，在與治療成敗息息相關的環節中起到顯著作用。

身為一名中醫，我期待現代信息技術的應用，在不久的將來為中醫行業帶來一次巨大的飛躍。借助大數據，對浩如煙海的中醫病案進行數據分析，從大量不完全的、隨機的、帶有雜訊的資料之中，提取有用的信息，發現新的規律。因此，本着從個人做起的心願，我越發勤於總結醫案。希望此舉對患者、對經方實踐者有所裨益。

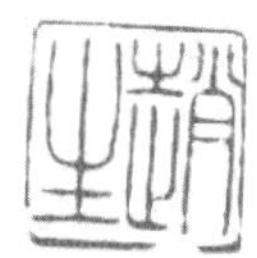

香港中醫藥管理委員會

註冊中醫　趙生

2019 年 3 月

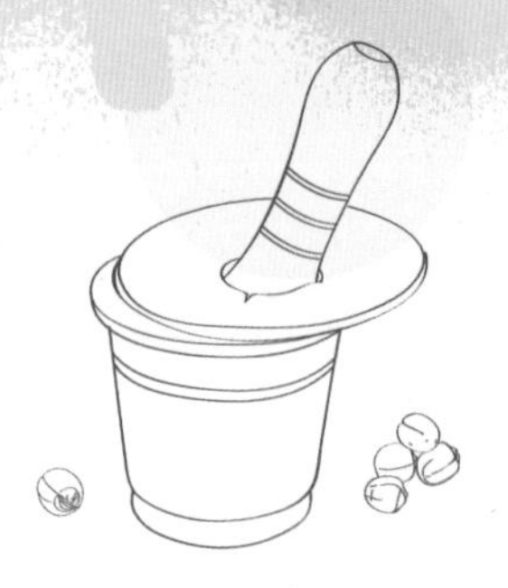

目錄

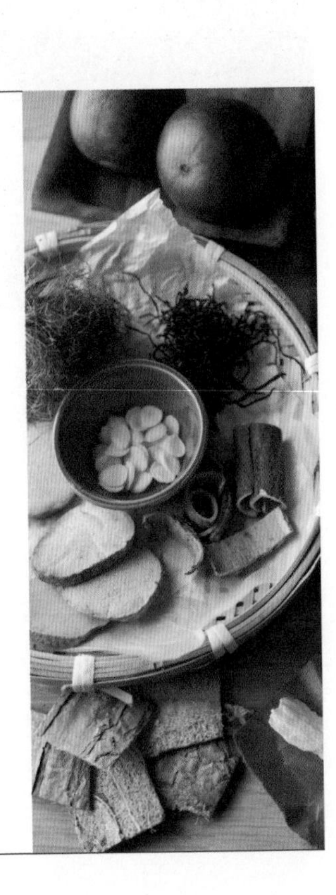

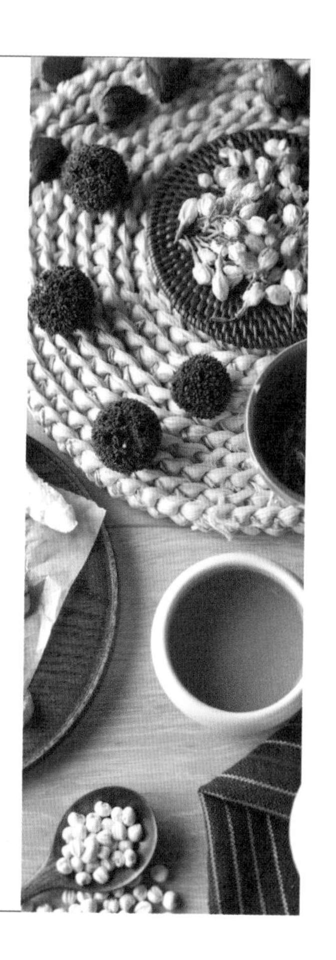

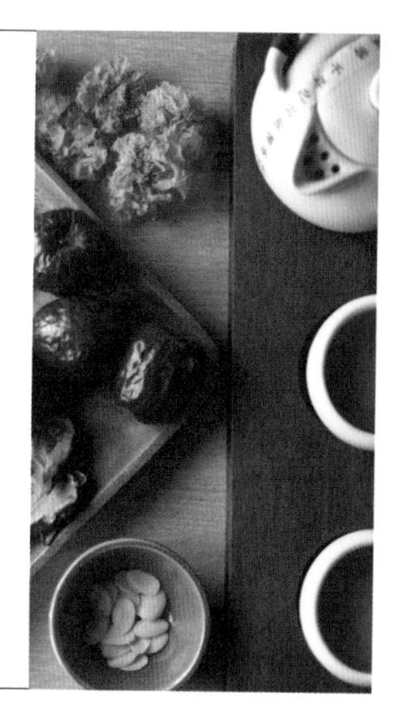

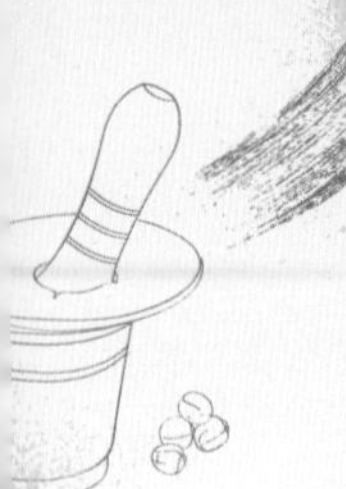

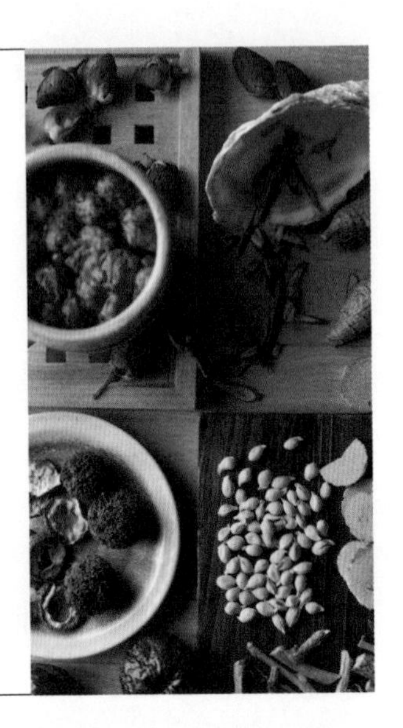

癌症手術前後中醫調治 /59

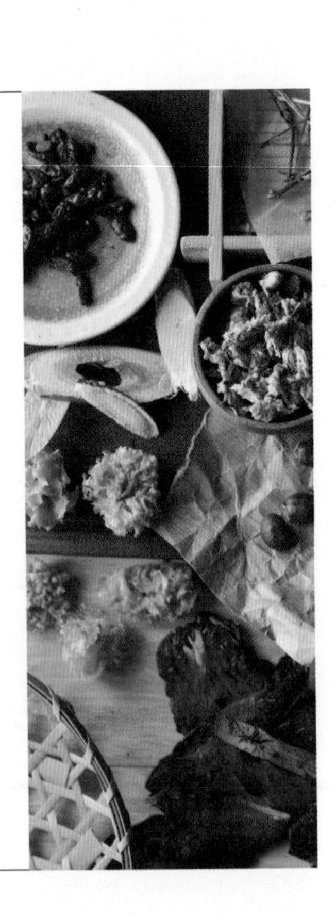

放化療階段如何增效減毒性 /79

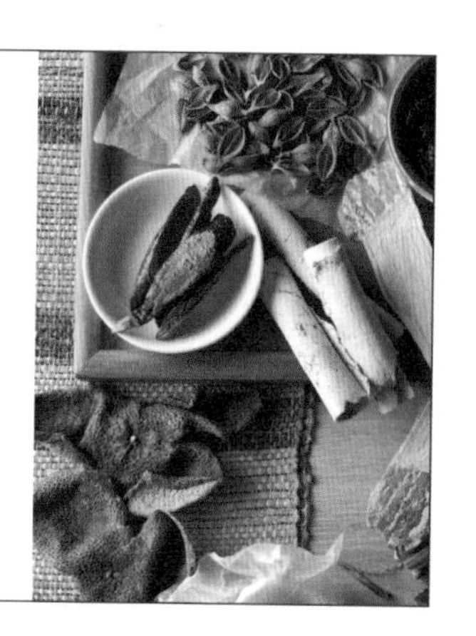

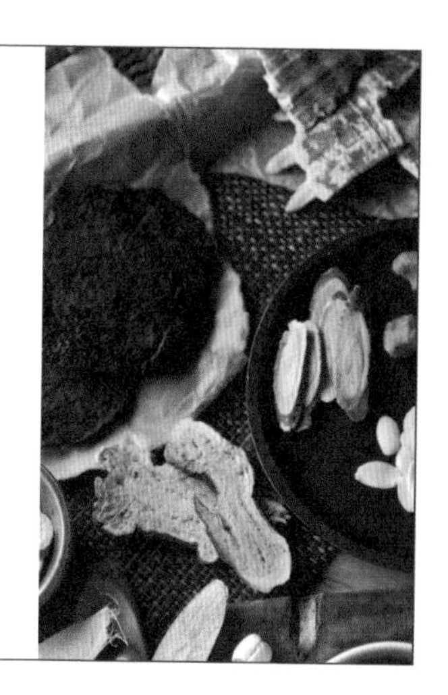

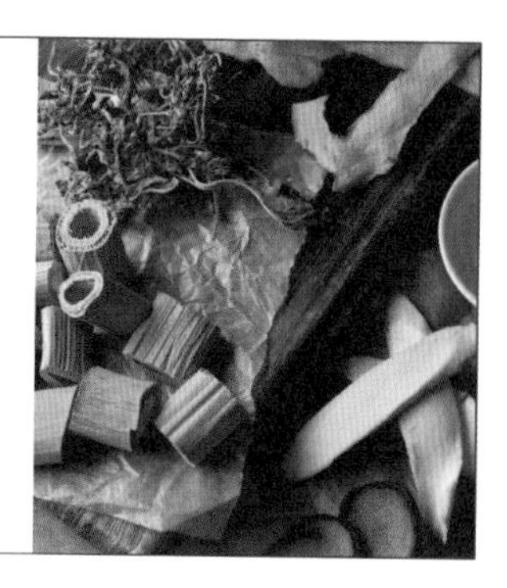

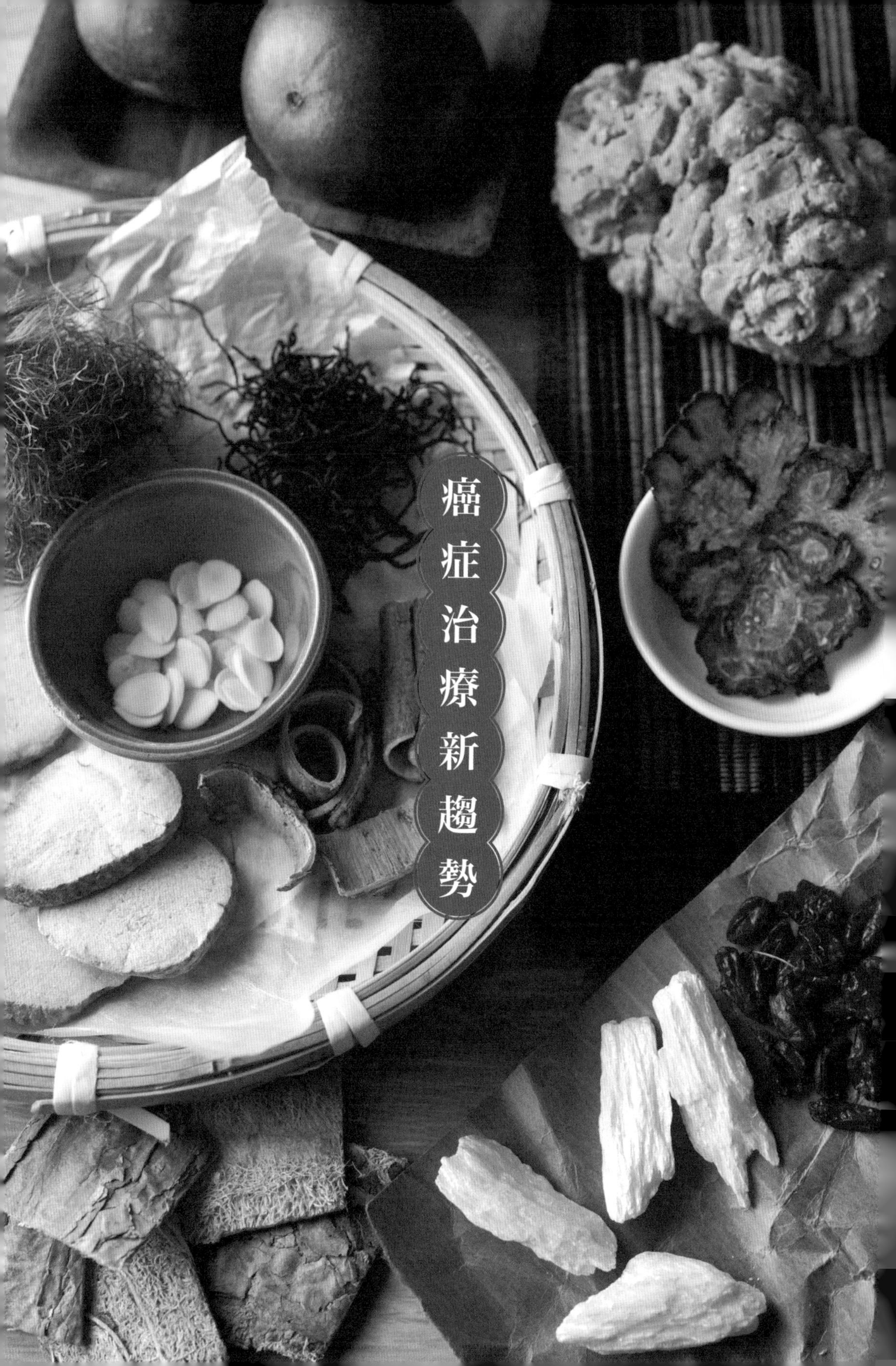
癌症治療新趨勢

癌症治療新趨勢

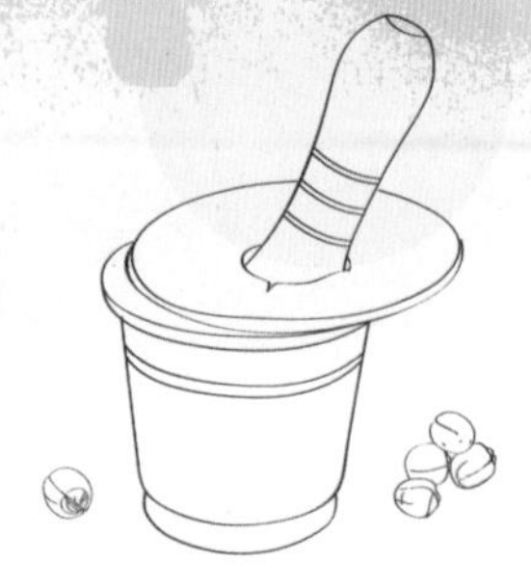

癌症是甚麼病？是看得見的病灶腫塊？摸得着的肌膚潰爛？還是數得清的白血球超標，紅血球不達標？它是不治之症嗎？

聽人說，基因變異，蛋白質異常，與癌有關。不同的癌，會有自己的基因信息，有自己的標記物。說的都是甚麼東西啊？

當手術治療、放射治療和化學治療被視作常規治療手段時，醫學取得突破性進展，專家們在研究三個新課題：

- **標靶療法**
- **免疫療法**
- **基因療法**

分子醫學正引領著腫瘤治療從微觀入手，構建精準治療模式。精準治療集標靶、免疫、放射、化療、手術於一體，由不同領域的專家合作。

一直以來，癌症的命名是這樣的：發生在肝臟的稱為肝癌，發生在肺的稱為肺癌，腦內的叫腦癌。治療也是根據這些分類來決定方案。人們後來終於發現基因突變與癌症有莫大關係。於是，癌症治療不再局限於發生的器官，而是可以找出癌細胞的特性，有針對性的進行個人化治療。例如肺癌這樣的大病，可以分成小病或罕見病，ROS1 陽性肺癌，只占肺癌 1%，都可以分類出來。又例如乳癌患者，全球範圍內，新症當中有四分之一病人的腫瘤是 HER2 型，毒性更強，但標靶藥物對 HER2 乳癌有顯著療效。只需服藥就可以了，乳癌患者是不是感覺很讚啊？再者，不同的癌症，通過基因分析又可以被串聯起來，看成新一類疾病，例如肺癌的某一類型，惡性淋巴瘤，罕有的兒童腫瘤，三種病可以用同一種藥物治療。這些發現是不是石破天驚啊？醫學界雀躍了，中醫也雀躍了。這不是與中醫的「同病異治」，「異病同治」很接近嗎？中西醫學的一道鴻溝，正在逐漸被填平。「精準治療」，通過對患者致病基因的分型，能夠制定更為適切的治療方案，讓那些仿如置身在黑暗的生命盡頭的癌病患者，又見到一束曙光，他們期待這個千金難換的機遇早日到來。現在讓我們約略地看看前沿科學的喜訊：

標靶療法

又叫做靶向治療。由於基因突變，癌細胞生長得特別快，表面會帶有某些特殊標記，標靶藥物就是鎖定主管癌細胞生長的蛋白質，好像射擊一樣直接精準地瞄準了癌細胞的弱點攻擊，阻斷它的異常活化，使它難以增生並凋亡。標靶藥是個人化的藥物，療效顯著，副作用溫和，患者存活率大幅度提高，不脫髮，嘔吐極輕微，治療期間甚至可以上班工作。鱗狀細胞癌如果屬於 EGFR 或 ALK 基因變異，可能適宜採用這種療法。療效會因人而異，所以要依據每個患者的情況制定最適合的治療。

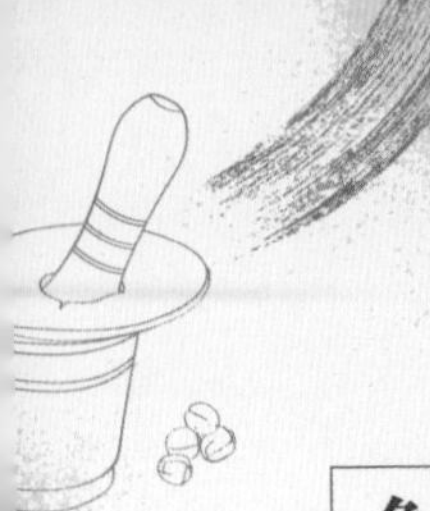

免疫療法

現代科學家致力瞭解腫瘤到底是怎樣干擾人的免疫系統，然後反其道而行，從而達到反制腫瘤細胞。癌細胞好像一些狡猾的東西，有時候會發放錯誤信息，擾亂免疫系統的監測，喬裝成某種形態隱藏起來，逃過免疫偵查，伺機在人體內不停複製、增生、入侵、擴散。免疫治療就是激活免疫系統去攻擊癌細胞。放療化療後如果殘留癌細胞，也可以用這種療法。晚期黑色素瘤、腎癌、某類型的肺癌、淋巴瘤，免疫治療能延長患者的生存期。

過去，免疫療法由於一種人體的生理現象，叫做「免疫系統的自我調節功能」，造成阻礙，負責消滅變異細胞的 T 細胞失靈了，情形就好像駕駛汽車過程中，踩住油門同時又被強行煞車，汽車很難開動。如果我們能鬆開剎車掣，汽車就能跑得又快又輕鬆了對嗎？那麼在免疫治療上到底怎樣才能「踩油門時鬆開剎車掣」呢？醫學界目前採用暫停免疫系統的自我調節功能，讓 T 細胞重新活躍起來，識別、攻擊，甚至殲滅癌細胞。

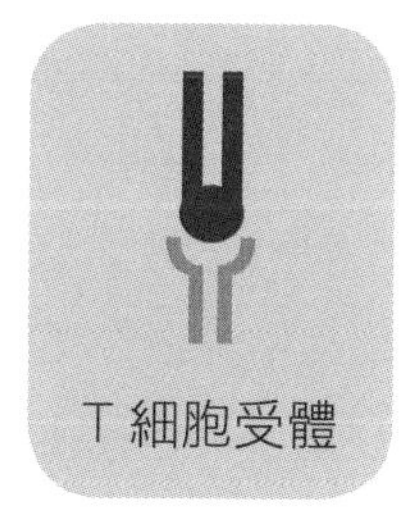

T 細胞蛋白 PD-1

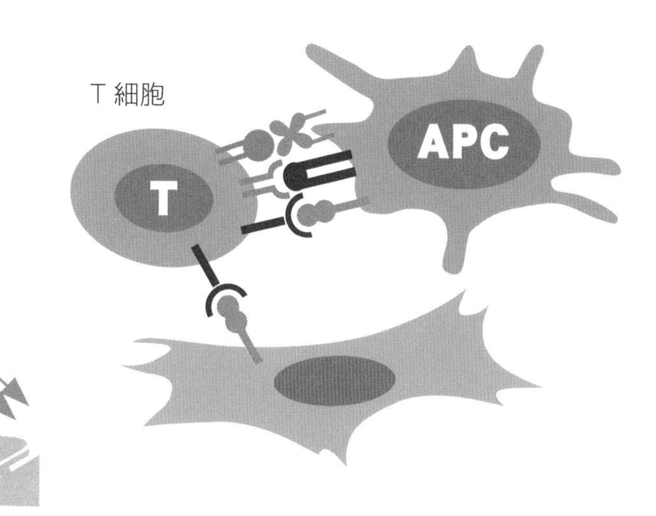

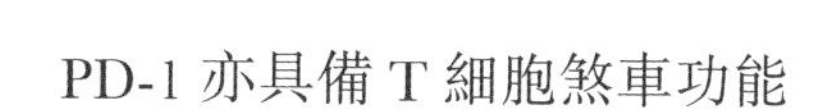
PD-1 亦具備 T 細胞煞車功能

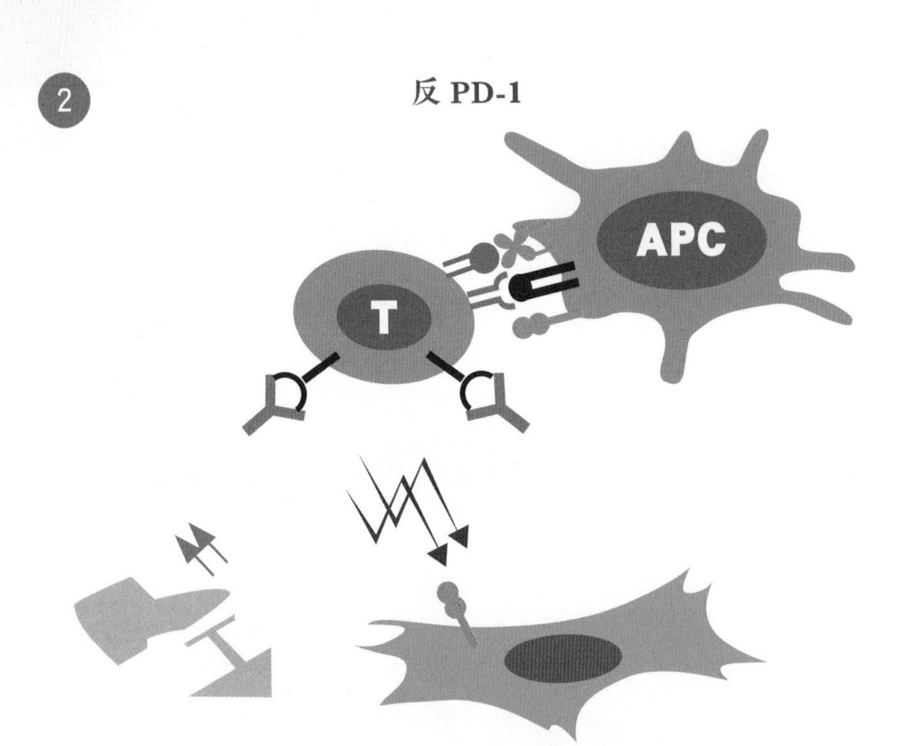

PD-1 抗體（綠色）阻止 PD-1 的煞車功能，從而激活 T 細胞並更高效攻擊癌細胞

資料來源：諾貝爾獎網站

❶ T 細胞蛋白 CTLA-4

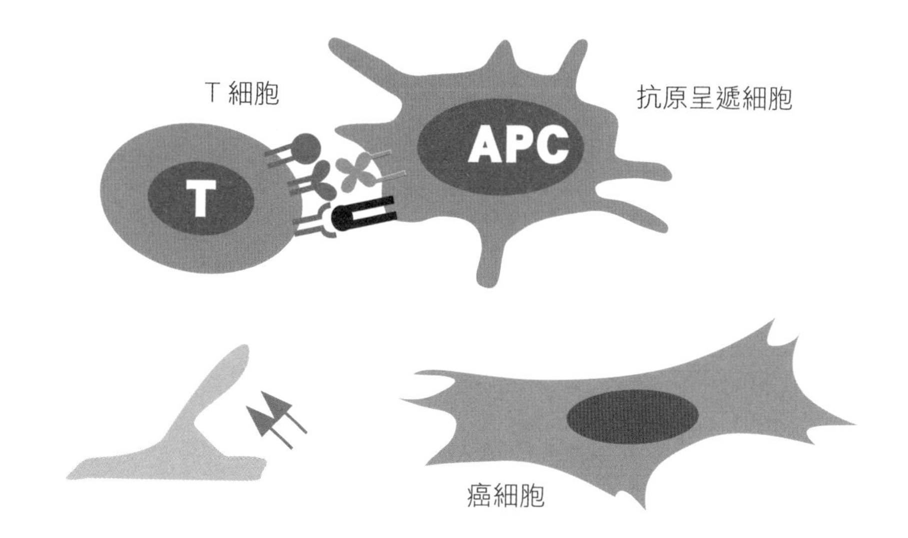

激活 T 細胞，需要 T 細胞受體與其他結構的免疫細胞結合；並需要具有 T 細胞油門作用的蛋白；而 CTLA-4 具有 T 細胞煞車、停止油門的功能

2 反 CTLA-4

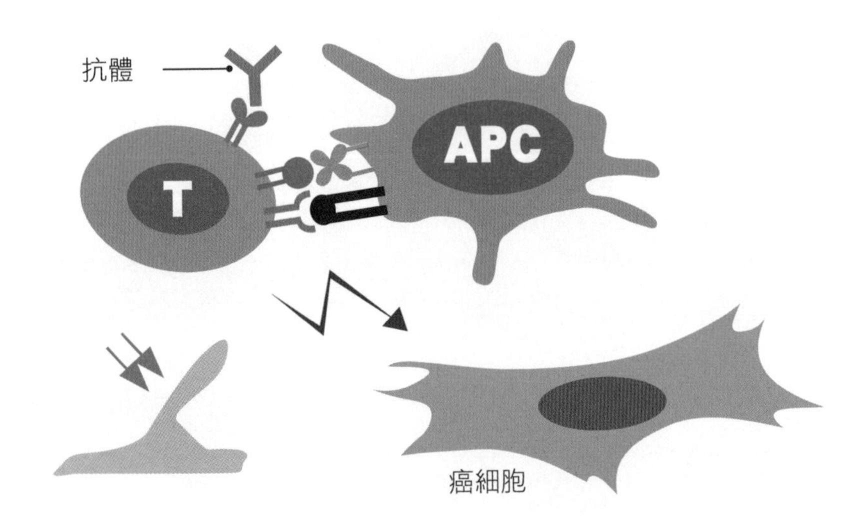

CTLA-4 抗體（綠色）阻止其煞車掣功能，從而激活 T 細胞並攻擊癌細胞

例如晚期肺癌，就像我們在上面提到，標靶藥物只適用於帶有基因突變 EGFR 型或 ALK 型患者，約 40% 能受惠。免疫治療就提供了新選擇，它是未來治癌的新趨勢。

基因療法

醫學術語是這麼說的：「應用基因編輯技術進行遺傳改造」。不管您是不是瞭解某些學科語言，這確實是一個偉大的發明：應用 DNA 重組技術和轉殖技術，借用病毒細胞作為載體，對癌細胞輸入額外的正常基因或抑癌基因，進行修補或者置換，從而殺傷癌細胞。

通俗一點說，是把一個個良好的基因寶寶，打包放進病毒細胞裏面，再輸入到癌細胞裏，一番「移花接木」，良好基因進駐癌細胞，在裏面或做修繕，或直接把壞細胞剔除出去。

癌症晚期，往往是細胞黏附和細胞運動，使腫瘤轉移。另外，腫瘤細胞本身產生血管生成因子，誘導新血管生成，有利於腫瘤生長。若要抑制癌轉移，基因治療從內部突破是很有幫助的。當然，導入的外源基因必須能夠在腫瘤細胞中穩定高效地發揮作用。雖然路途是曲折的，但是，為不同患者定制個性化治療，前景越來越光明了。

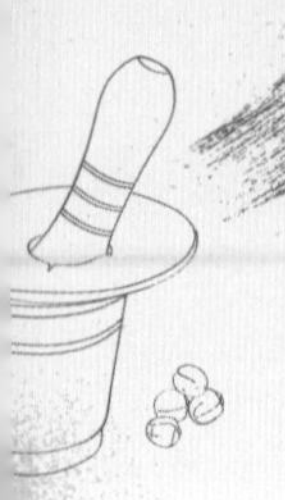

認識癌症

現代醫學認為：癌症是生物體細胞由於基因突變而具備無限增殖能力，能入侵其他組織，按類型分，由表皮組織來源的（惡性）腫瘤，稱作癌，由結締組織來源者叫作肉瘤。發生在血液系統裏，有白血病、淋巴瘤及骨髓瘤。

目前已知 5%-10% 癌症由遺傳引致。在可以統計到數據的地方，吸煙者佔所有癌症的 30%。不適當飲食造成發達國家約 30% 的癌症，（經濟落後地區比率稍低）主要是多吃高脂肪少纖維，喜愛燒烤肉類。20% 癌症由慢性感染傳變而來，主要來自乙型肝炎病毒、幽門螺旋菌、人類免疫缺陷病毒、血吸蟲、乳頭狀病毒。接觸致癌化學物質而患病的人數佔癌病的 4%。曝曬、酗酒、免疫系統失調也較容易患上癌症。

中醫對癌症的看法

古代中醫沒有癌症的專門著作。但是，遠在殷墟的甲骨文字有記載「瘤」的病名，那是商代晚期在龜甲獸骨上面刻寫的記事文字，距今大約有 3600 年，《周禮》裏面「瘍醫」專治「腫瘍」，就是治腫瘤病。戰國時期《山海經》有抗癭瘤藥物。公元 7 世紀《晉書》記錄了一宗手術「初帝目有大瘤疾，使醫割之」。《黃帝內經》中有「昔瘤」、「石瘕」、「癥瘕」記述，有「腸覃者 ...... 如懷子之狀 ...... 按之則堅」類似腹腔腫瘤。

「癌」字最早出現在1170年東軒居士著《衛濟寶書》：「癰疽五發，一曰癌 ......」。南宋醫書《仁斎直指附遺方論·癌》中記載：「癌者，上高下深，岩穴之狀，顆顆累垂，裂如瞽眼，其中帶青，由是簇頭，各露一舌，毒根深藏，穿孔通裏，.......」唐代著名醫家孫思邈在《千金要方》和《千金翼方》中對「瘤」的分類、治法、方藥都有論述，蟲類藥物的使用、羊甲狀腺治療「癭瘤」，開創內分泌療法。經過明清時代的進一步積累，樓英、王肯堂、陳實功、王洪緒、吳謙、何夢瑤等等醫家的著述，將中醫腫瘤探索推向了學術成熟的階段，對腫瘤病因病機和治療有了更豐富的記載。

中醫怎樣治療癌症

中醫在症狀辨識上，精準度遠不及現代西方醫學，但是它將人視為一個整體，每每對總體狀況的判斷和調理有獨到之處，在一些與癌症治療成敗息息相關的環節當中，起到顯著作用，例如造血功能、消化吸收機能、免疫功能、子宮頸癌前病變、乙型肝炎轉肝癌。精準治療在微觀層面解決癌細胞擴散增殖，中醫的模式可能將精準治療拓闊到病人整體狀態的治理，變成「精準」與「全人醫治」結合。

中醫針灸，也見應用於癌症治療。雖然它只是中醫技術的一個分支，但由於它神奇的療效，傳播遍及世界各地，配合內服中藥，往往對難治病症取得突破。本人施行針灸治療40多年，認為針灸學比較容易為西方醫學理解，易於連結到現代醫學體系當中。

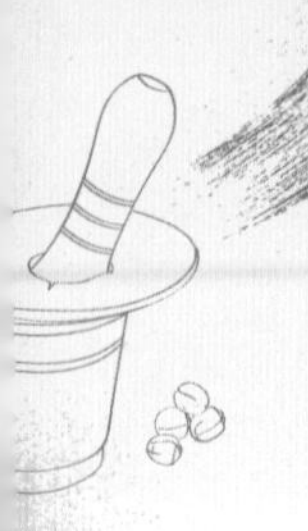

患了癌症，看西醫好還是看中醫好？

癌症不像患其他普通疾病，醫生用一種固定的方法就可以治癒。至今也沒有特定的藥物能治好所有癌症。單純西醫或單純中醫治療，都沒有中西醫綜合療法更能提高患者生存期和生活質量。西醫和中醫發揮互補協同作用，可以取得較好療效。

中醫特色：整體觀和治未病

整體觀：從中醫角度看，每一個人自身的臟腑、氣血、經絡構成一個整體，當中的結構、功能互相維繫，互相制約，達到一種平衡狀態。癌瘤無論發生於身體的哪一個部位，都與全身的平衡被打破有關，當西醫說，某人 CT 檢查發現肝臟生了一個腫瘤，中醫卻說，這個人是氣滯血瘀證，全身都需要調治。中醫首先將人看成一個整體，對癌症的病因、診斷、治療，始終貫穿着以人為本，並且認為腫瘤疾病與自然環境、與人的情緒變化有密切的關係。人的喜怒憂思悲驚恐七情如果過度，拖累正氣虛衰，容易形成腫瘤。中醫的療效標準，不僅包括近期腫瘤消退指標，更着重患者生存期的延長，生活質量的提高，帶瘤生存較長時間。

中醫治癌原理與優勢

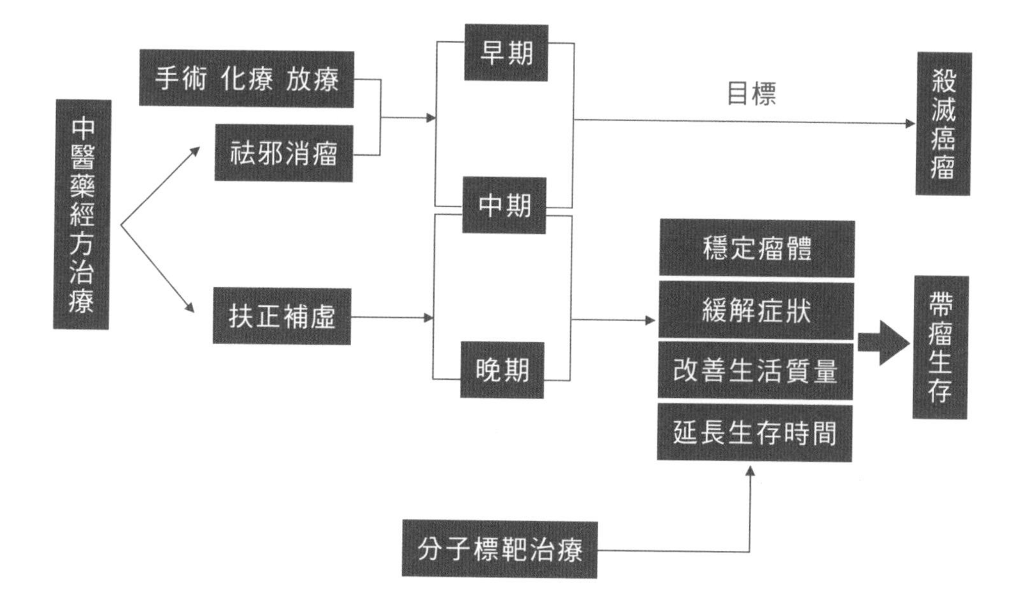
中醫藥經方治療
手術 化療 放療
祛邪消瘤
扶正補虛
早期
中期
晚期
目標
殺滅癌瘤
穩定瘤體
緩解症狀
改善生活質量
延長生存時間
帶瘤生存
分子標靶治療

治未病：這是來自《黃帝內經》的學術用語，是中醫古文。不瞭解的人可能會誤解為「治療不存在的病」，那就是對中醫莫大的曲解。

治未病在防治癌瘤中的應用

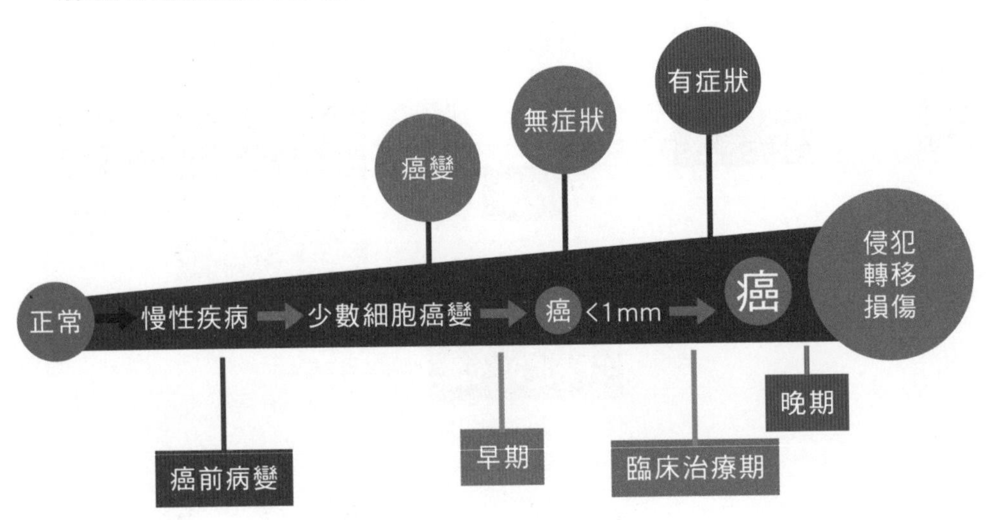

癌前病變示意圖

在腫瘤防治方面，「治未病」可以這樣做：

未病先防

在腫瘤未發生之前，針對可能致癌的因素，進行阻斷或延緩。例如提高免疫力、抗衰老、主張有目的之運動鍛煉、給予飲食或藥物調理。

既病防變

對於癌前病變最終可能惡變成腫瘤，採取措施逆轉變化。例如乙型肝炎，中醫由防治肝硬化入手，降低肝癌發生率。對丙型肝炎病毒感染者，辨證使用中藥小柴胡湯，降低肝癌的風險。

已變防進

對於已經確診的惡性腫瘤，已變防進。在早期，攻邪為主，盡早治療，阻止向中期發展。對於中期患者，攻補兼施，袪邪與扶正並行，延緩向晚期發展。對晚期患者，扶正培本，配合西醫的免疫療法，提升生活質量，延長存活率。

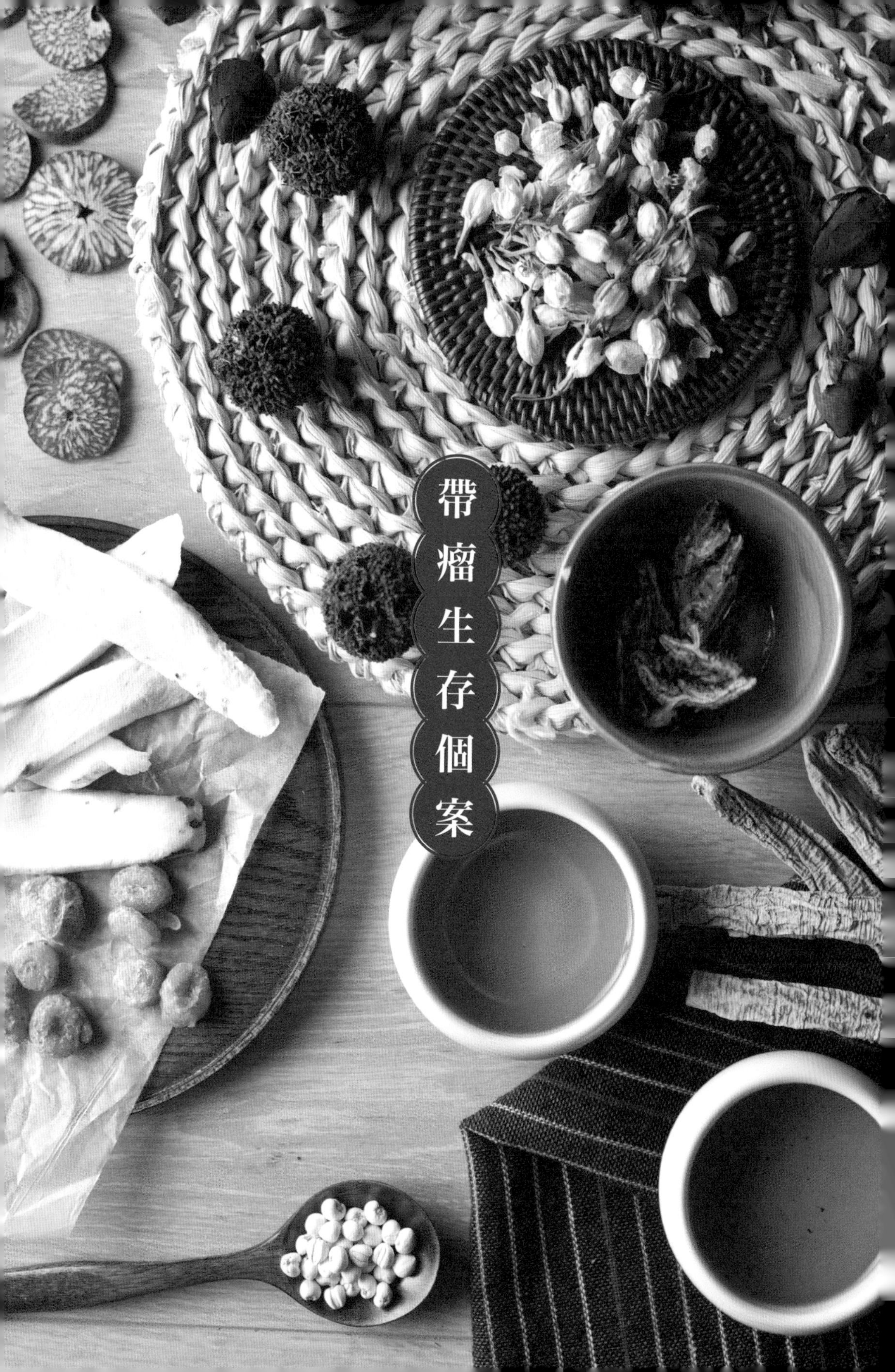

帶瘤生存個案

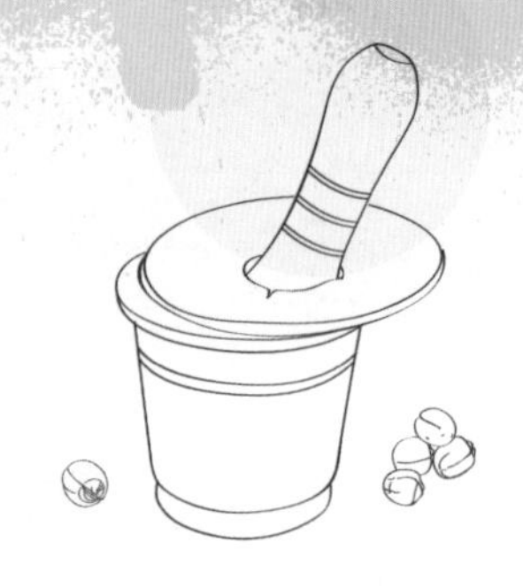

帶瘤生存個案

「帶病延年」，是明清時期醫家的一種醫療思想。今天看來仍然是切合實際的。2006 年，世界衛生組織將腫瘤論述為可控性疾病。患了癌症並不是末日，即使被發現患上晚期癌症，也不必絕望，當邪正對峙，邪難壓正的情況下，想辦法與腫瘤「和睦共處」，着眼於減輕症狀，改善生存質量，帶瘤生存。

醫案舉例 1

晚期多發轉移癌帶瘤生存一例

有一名女性患者於 2010 年發現左側腎臟病變，當時年齡為 67 歲。經醫院檢查診斷為腎惡性腫瘤一期，手術切除了左腎。2012 年胰臟又發現腫瘤，診斷為繼發性腫瘤細胞轉移，已經不宜施行手術。2013 年 10 月左肺發現一個 2.5cm 腫瘤，由於病人身體虛弱，本人及家人都擔心承受不住手術，採取較為保守的化療，2014 年 3 月因肺積水入院，先後抽出了肺積水數公升。出院後體質相當潺弱，病情到了晚期，無手術價值，回到家中決定選擇純中醫方法調治。病人家屬的初衷是希望減輕她的痛苦，並沒有期望找到哪一條神奇的偏方，能夠絕處逢生。這與我的想法是不謀而合的，癌症長期生存的人，有三分之二是帶瘤生存，制訂個性化治療，減輕症狀，是中醫善於做到的。當時病人的主要症狀是肺部積水、心跳很快、形枯消瘦、肌肉乏力，體重只有不到 40 公斤。診脈時，脈細緊，右脈猶沉。舌色淡而無澤，苔少。六經辨證，屬太陽經、少陰經、太陰經合病，氣血不暢。

首診治則，先行理氣逐水。處方葶藶大棗瀉肺湯合五苓散為主方，加高麗參、石斛固護正氣，每日一劑。連服七日後，精神已見好轉，心跳漸趨正常。以原方再進七劑，服藥後，可以不必家人攙扶自行走動，能進食家常飯餸，心情也開朗起來。我再改用小承氣湯合葶藶大棗瀉肺湯、五苓散，加蟲類藥以毒攻毒，沉香緩解疼痛。一個月後病情更見穩定，沒有服食西藥止痛。病人身上的瘤還是惡瘤，但人也存活着，並且與醫生成為了老朋友。病情偶有反覆，曾經在主方基礎上加乾薑附子湯。病人帶瘤生存 6 年多，家人陪伴下平靜離世。

療效分析：癌症肺積水，《金匱藥略．肺痿肺癰咳嗽上氣病脈證並治》第 11 條：

- 肺癰，喘不得臥，葶藶大棗瀉肺湯主之。
- 《金匱要略．痰飲咳嗽病》第 27 條：支飲不得息，葶藶大棗瀉肺湯主之。
- 因飲邪壅逆於肺，不得平臥，這種支飲可用葶藶大棗瀉肺湯治療。
- 方劑舉隅：葶藶大棗瀉肺湯：葶藶子、大棗。
- 臨床經驗分享：本案患者腫瘤晚期，多發轉移癌，往往病情反覆，採用純中醫藥治療，需要知常達變。
- 辨證治療、辨病治療、對症治療，三管齊下，當中的辨病治療不可缺少，蟲類藥的應用類似化療的思路。

食療

川貝百合豬肺湯

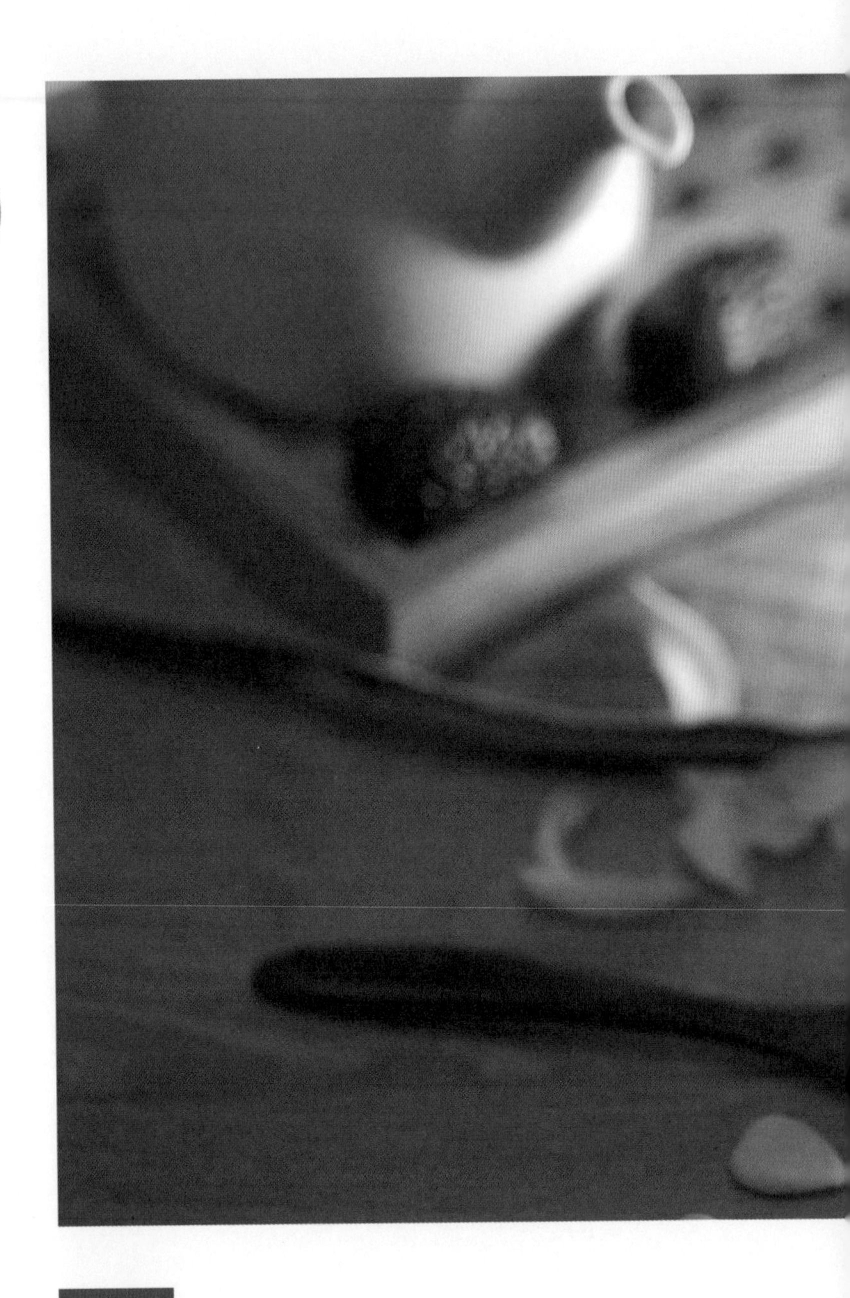

材料：

川貝 1 錢，杏仁 3 錢，百合 4 錢，豬肺 1 個，大棗 3 枚

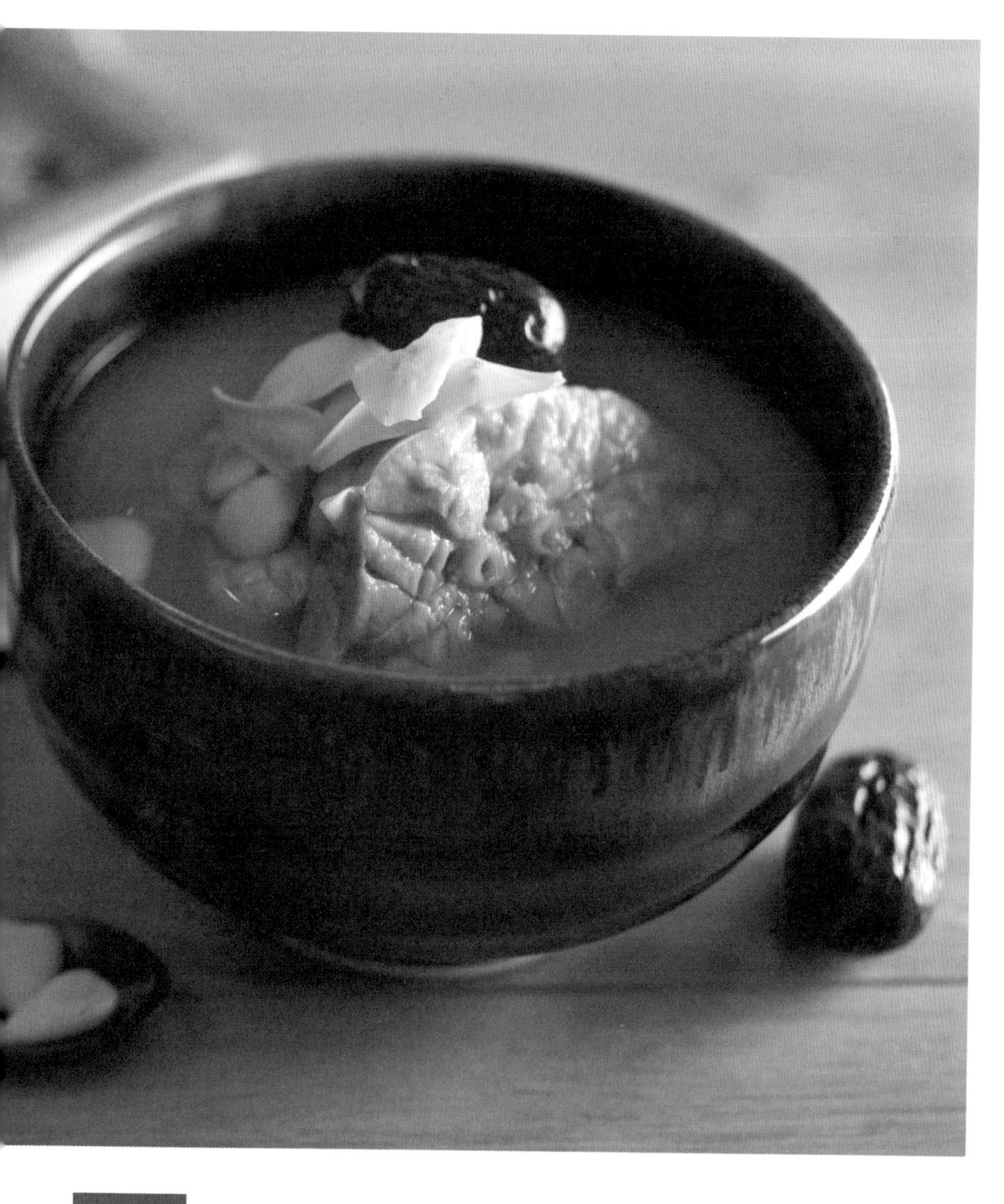

做法：

1. 豬肺清洗乾淨，或者可以向肉販買回已經洗淨的「白肺」。百合浸一小時。
2. 將川貝、杏仁、豬肺、大棗放入湯煲內，注入適量滾水，明火煲15分鐘，轉慢火煲45分鐘，放入浸軟的百合，再煲20分鐘，熄火，適溫即可飲用。

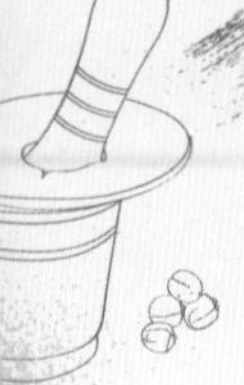

馬蹄藕汁梨汁

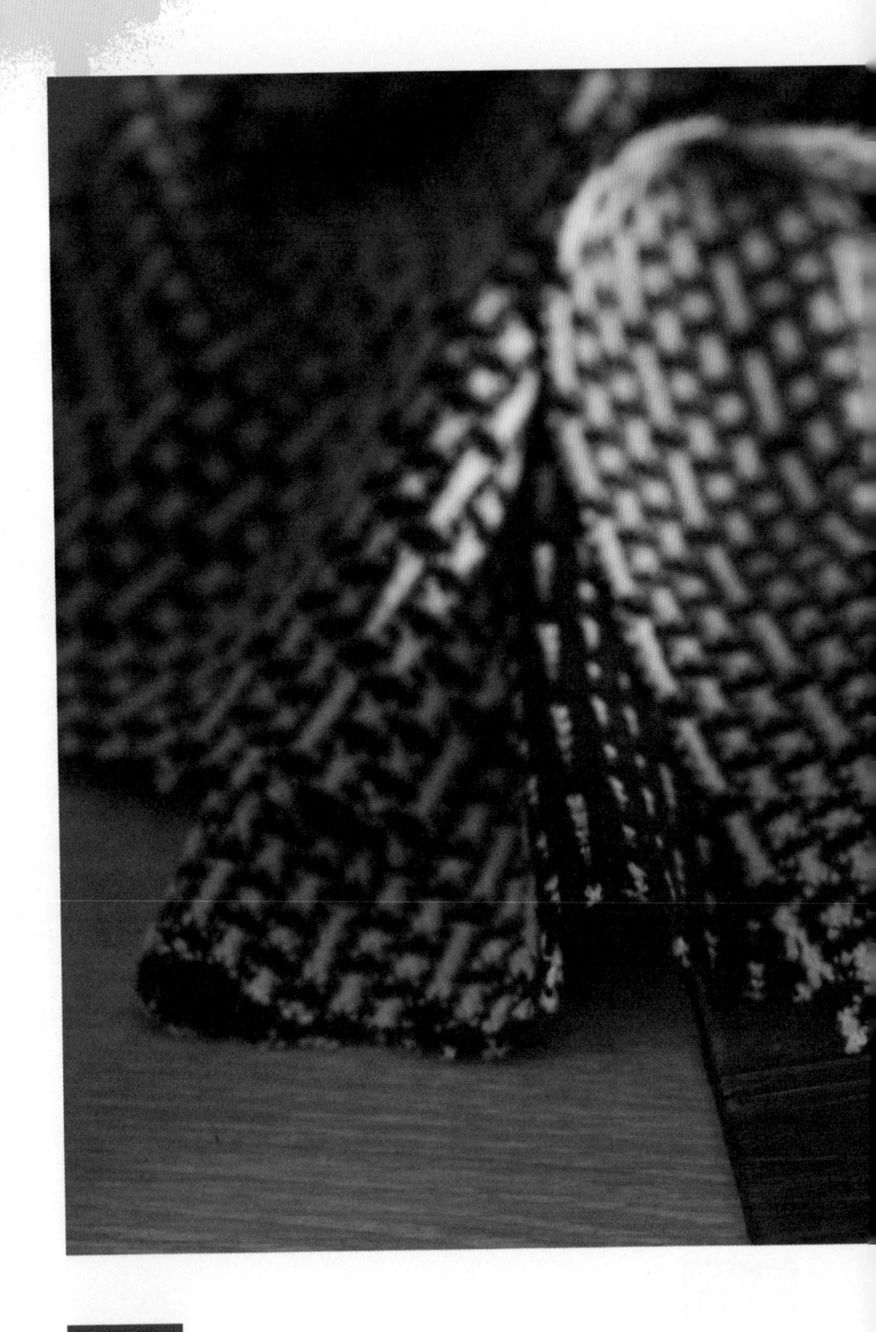

材料：

新鮮荸薺（俗稱馬蹄）6粒，新鮮嫩蓮藕6兩，鮮雪梨1個。

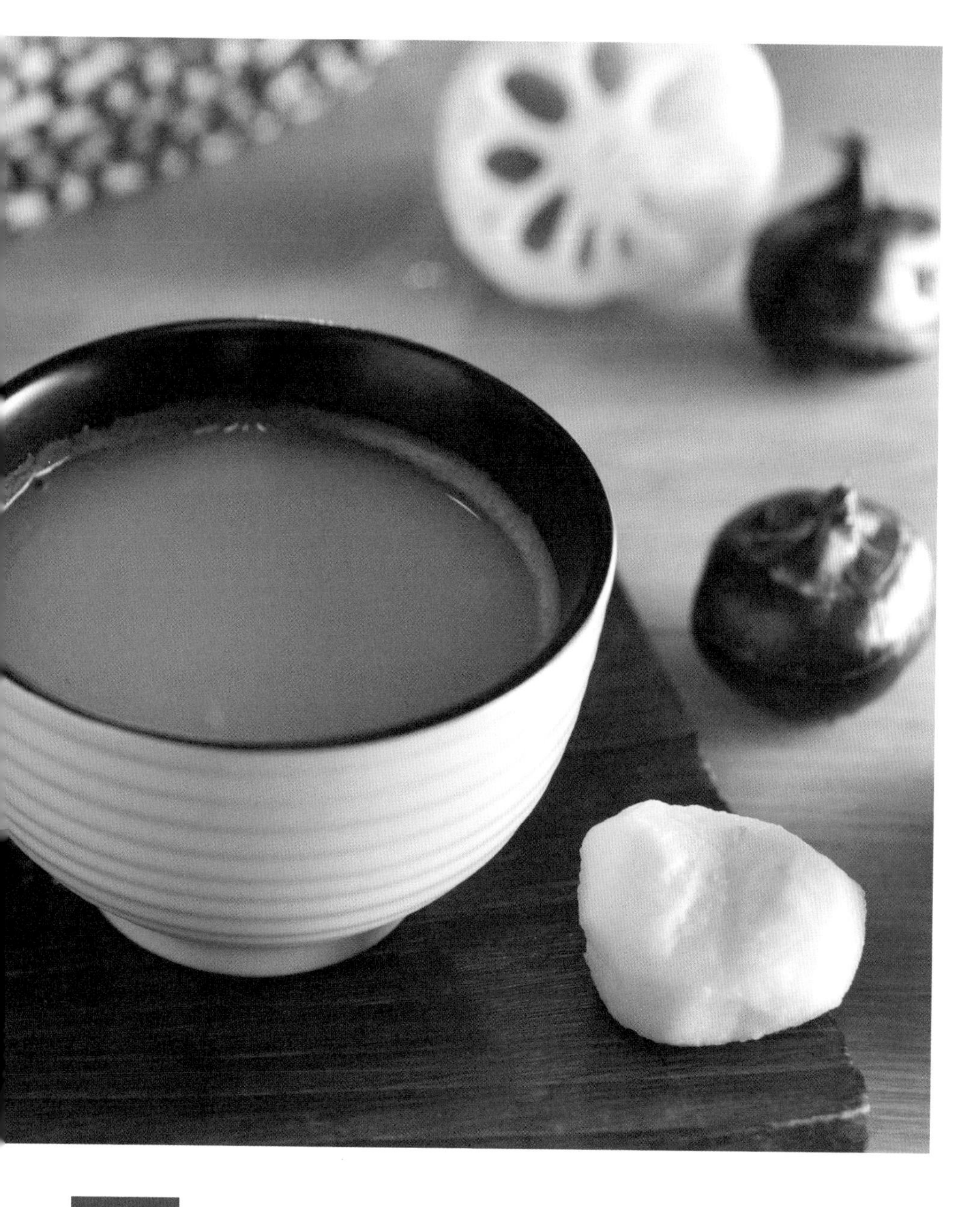

做法：

1. 荸薺削去外皮，洗淨，備用。
2. 鮮蓮藕刮淨外皮，洗淨內孔，切成大塊，備用。
3. 鮮雪梨去皮去芯，切成大塊，備用。
4. 用榨汁機將以上材料共同打成汁，徐徐飲下。

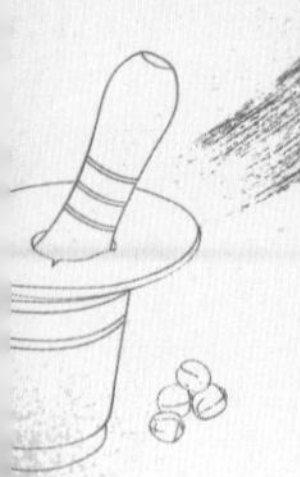

醫案舉例 2

肺癌手術後正常生活工作一例

一位 43 歲女士於 2014 年 11 月中前來諮詢肺癌手術風險，以及康復機會有多少。我評估過她的體質後，建議她接受手術治療。於 11 月 24 日施行左下肺葉切除手術。癒合後不久，CT 掃描能見到主動脈旁淋巴結 14X10mm，左腎小囊腫 8mm 兩個。腹腔淋巴結 10mm 一個。按病情是需要做化療的，她的體質評估也能夠挺得住化療，於是接受化療 4 次。情況穩定。前來尋求中醫調理。此症患者經過手術，副作用是容易傷正留瘀；又經化療，易傷陰，致氣陰兩虛。接手時，患者脈細緩，舌淡紅，苔薄白，六經辨證屬少陰經表虛寒證，氣血虧損，血行不暢，治當溫中散寒，以「甘草附子湯」加人參、石斛扶正，以蟲類藥搜剔逐邪，抑制腫瘤細胞。

用藥一個月後其本人感覺基本正常，月經復來，經量偏少，再以前方加黃芪益氣，加蛇莓、籐梨根抑瘤。囑病人堅持服藥，定期檢查。2017 年初，再做 CT，肺紋清晰，氣管及支氣管分支通暢，患病一側肺部略見少量纖維條索。主動脈旁淋巴結未增大。胸腔無積液。腹腔淋巴結完全消失。左腎囊腫無增大。改用苓桂朮甘湯合甘麥大棗湯加人參、石斛調治。自覺精神不錯，生活如常，並開始恢復工作。偶患感冒，以小青龍湯加桔梗和一枝黃花，數劑而愈。隔年做 CT 復查，未見腫瘤復發，體檢結果各項指標正常，工作生活如常，4 年存活，平時見她總是聲音響亮，歡蹦亂跳的，除了上班，還帶孩子出外旅遊，從生活質量衡量，她完全不像一個癌症患者。如今依然健在。

- **經驗分享：**肺癌手術副作用，容易傷正留瘀。化療副作用，容易傷陰。手術及化療後，用中藥治療顯示具有抗復發、抗轉移的作用。過去肺癌是癌症第一位死亡原因，如今醫療進步使得它更接近於慢性病，有一部份早期病人可以獲得痊癒。

食療

鷓鴣杏仁雪梨湯

材料：

鷓鴣1隻（洗淨之後汆水）。北杏2錢，蘆根（乾）3錢，雪梨1個（去芯）。

做法：

湯煲內放入鷓鴣、北杏和蘆根，注入適量凍水，用大火煲滾，轉為中火，煲30分鐘，放入雪梨再煲20分鐘即成。

服法：一日之內將湯飲完。

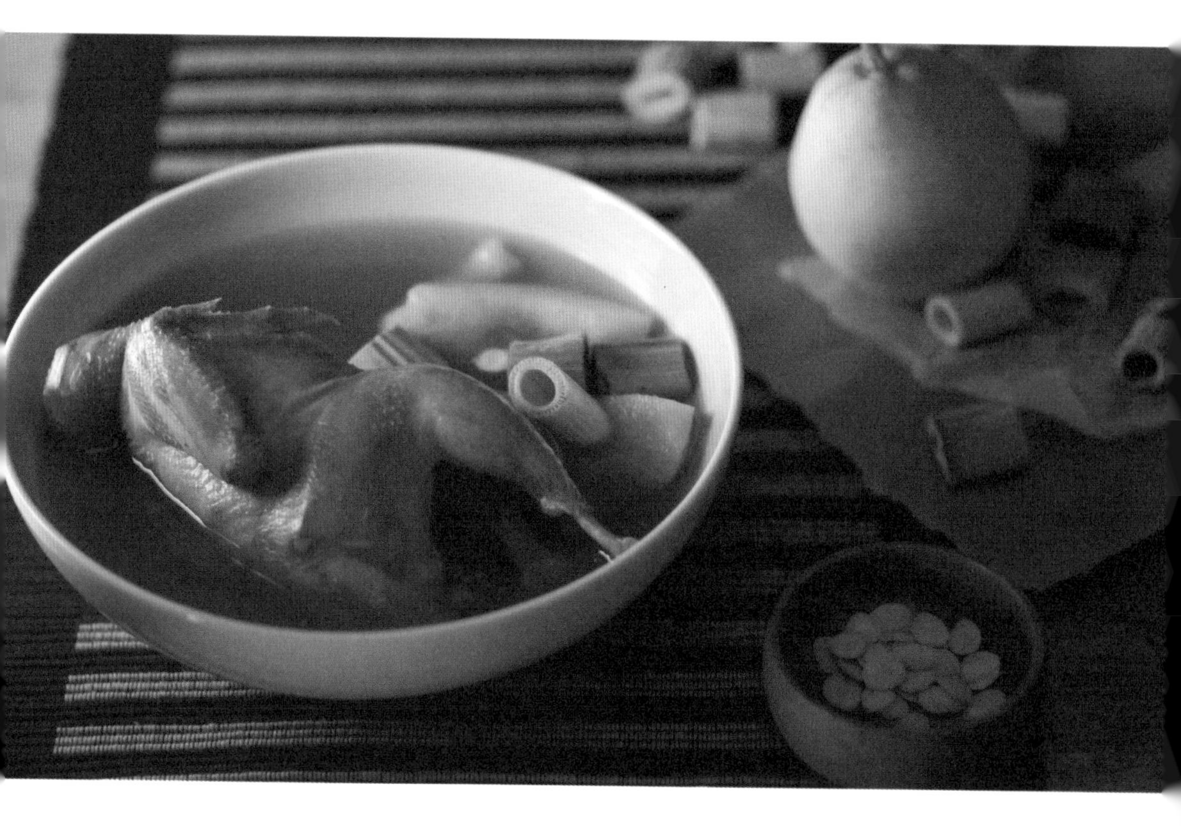

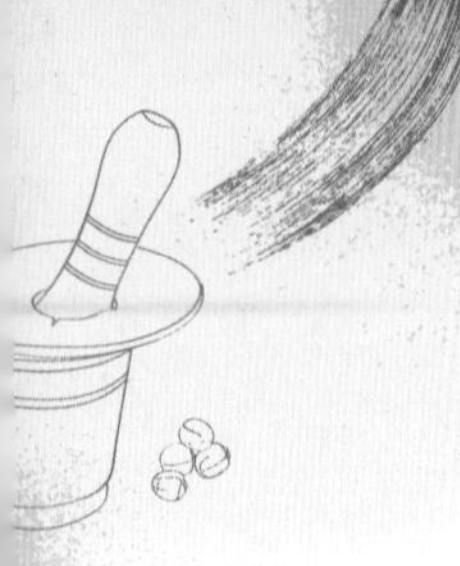

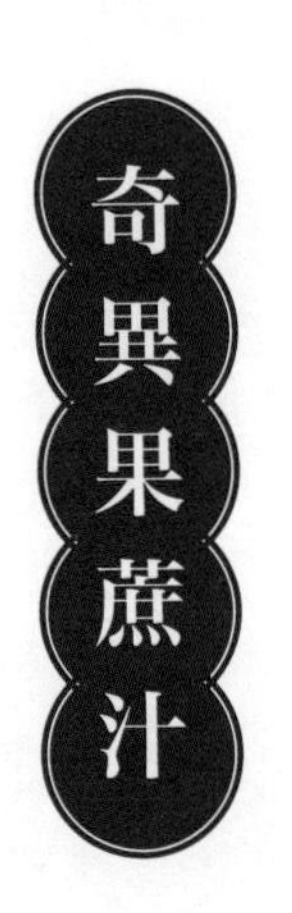

奇異果蔗汁

材料：

新鮮奇異果（又名獼猴桃）4 隻，新鮮竹蔗汁 200 克。

做法：

奇異果削皮打汁，與竹蔗汁混合即可。

服法：如果一次過飲不完，放入雪櫃，當日之內飲完。

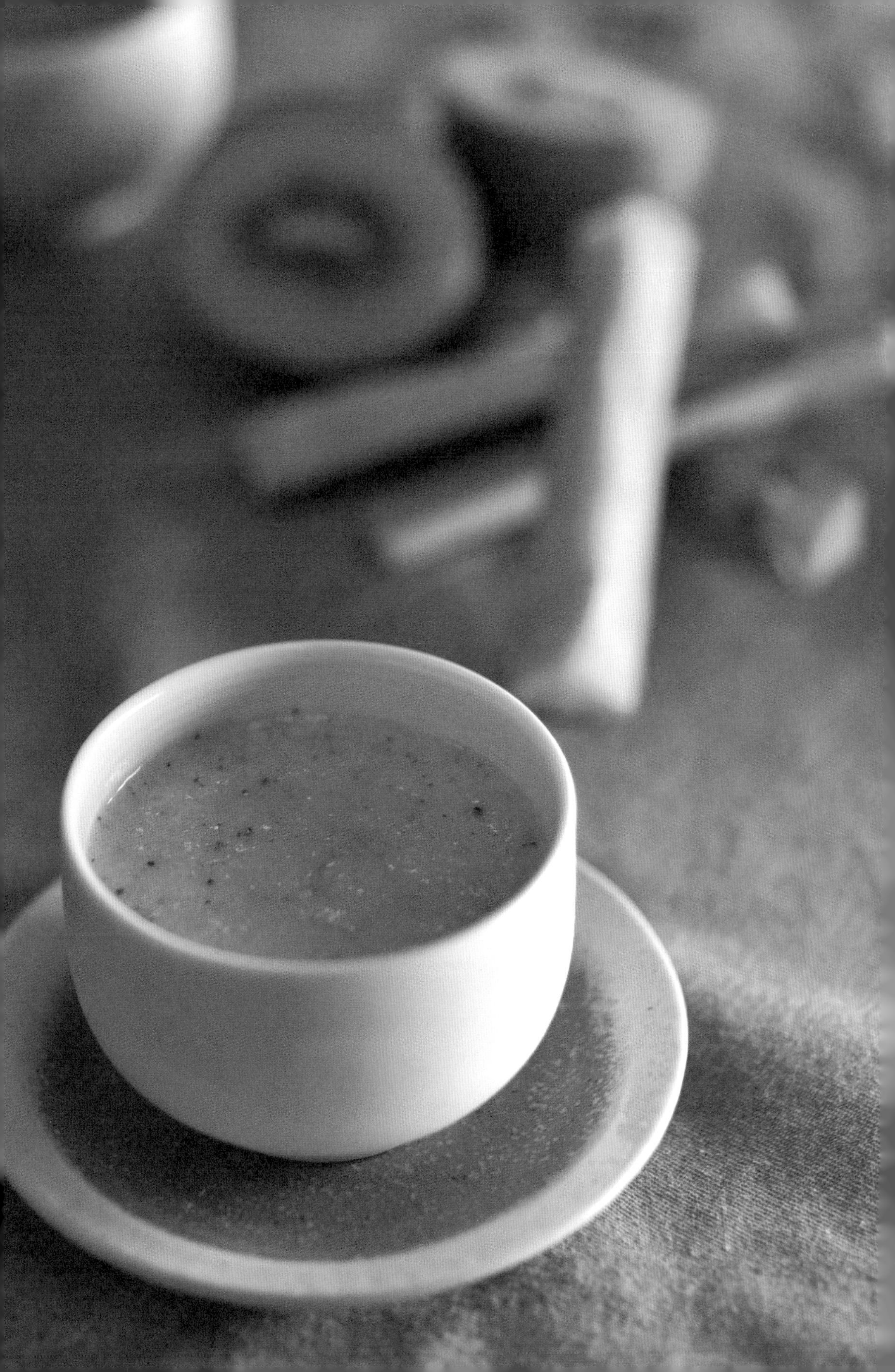

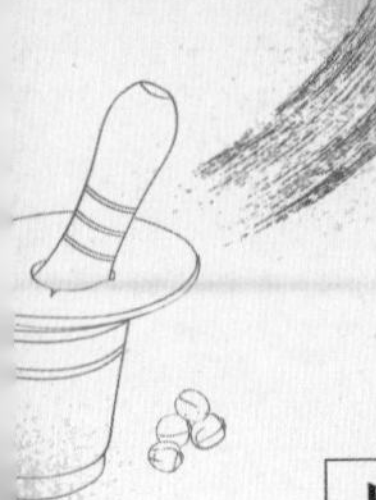

醫案舉例 3

鼻咽癌 10 例存活率達 90%

在我接手治療的個案中，帶瘤生存的存活率最高莫過於鼻咽癌。鼻咽癌是香港常見的癌症，有流行病學調查顯示，遺傳因素、飲食因素、生活因素與之有關，有一種 EBV 病毒（艾巴氏病毒）與鼻咽癌也有密切關係。約有 95% 鼻咽癌細胞受 EBV 病毒影響。由於它發病部位比較隱蔽，大部分患者早期都沒有明顯症狀。

當一個人患有持續性的偏頭痛，同時出現鼻塞、一隻耳朵耳鳴、鼻涕帶有血絲，就要引起警惕。如果伴有頸部淋巴結腫大，用手觸摸能夠發現如蠶豆大小的腫塊，並且推它不動，就更可疑。頭面部神經受腫瘤影響也會出現異常，例如復視。其他初期病徵，還有聽覺失靈、耳塞、斜視、頭痛、面部麻痹等。如果在早期確診鼻咽癌，以放射治療配合化療，可以達到 70%-90% 的治癒率。治療期間可能產生比較嚴重的副作用，例如放療灼傷引起的疼痛、食慾減退、失眠等。病人要挺過去的確不容易。這時候中西醫互補治療能夠發揮很好的療效。西醫中醫本質上並非水火不相容，兩者可以互補不足，但如果正在接受放化療的病人同時向中醫求診，中西醫之間又缺乏溝通，的確可能引致用藥相抵觸。只要加強溝通，多數問題是可以避免的。中醫治療除了幫助病人增強消化吸收能力，解決營養問題，還能夠增效減痛，愉悅心情。只要中藥用對了時機，對準了靶點，用對了藥物，病人是大有益處的。

近年來我接手的 10 宗鼻咽癌個案，只有一例是因本病去世，其餘都存活至今，並且多數仍然工作。可見它真是一種可控性疾病。有一位 38 歲的女患者，任文職工作，已婚育有一女，女兒剛剛讀上中學的時候，她自己被確診患上鼻咽癌，並開始向腦轉移，當時真是晴天霹靂，她腦子都像被炸裂了。想到心愛的女兒尚年幼，自己不久於人世，母女就要分離了，便悲傷欲絕，失去了積極治療的決心，對於醫院提供的醫療方案漠然不顧，遲了幾個月都不去治療。看着她這樣封閉自己一天天地拖延病情，她的朋友們不忍心，有一天硬拉着她來到我面前，好說歹說，她才肯和我這位世伯聊一下。當時她已經每日被頭痛折磨，影響睡眠，經常流鼻血，硬撐着瘦弱的身體去上班，一心想著拼盡最後的努力，賺錢留給女兒獲取最好的教育。我從她的脈象上判斷，不能再拖延治療了，於是說:「孩子啊，縱使你再倔強，也抗不住這個病呀，現在時代進步了，要相信醫學，世衛組織也認為這個病不是絕症，你要把它當作一種可控性疾病來治療，千萬不要以為是窮途末路啊。」苦口婆心地一番勸說，終於扭轉了她的想法。

她一邊排期放化療，一邊樂意來接受我的中藥調治，為放化療預鋪道路。服食中藥 6 周，配合針灸，當時並沒有多麼着重抗癌藥物的使用，主要是按照辨證論治，已經明顯地改善頭痛和流鼻血的症狀。按照醫院預約的時間，她接受了放療和化療，過程相當艱苦，經歷 33 次放療，原定 4 次化療，由於白血球下降得太嚴重，做到第 3 次只好終止了。放射治療是利用高強度輻射線破壞癌細胞使腫瘤縮小，患者接受立體定位放射治療，精確的定位法把輻射從多方位集中射向腫瘤，治療效果較好。一旦患者病情比較嚴重，採用聯合化學治療方案能增加療效。期間叮囑病人多進食高蛋白質及高熱量食物。治療相當成功，影像學檢查幾乎沒有再發現腫瘤。此時病人感覺口乾舌燥、味覺異常、不思飲食、嘔吐、口腔潰瘍、大量脫髮。臨床出現細緩脈，舌質淡紅或紅絳，舌苔時而薄白，時而苔少，呈現放療後典型的津液耗損，上焦熱盛之象。

堅持中藥治療6個月，初時以麥門冬湯加天花粉、牡蠣補虛潤燥，健胃生津；半月後再進小承氣湯合麥門冬湯，加強通下去熱止噦效果，潤燥生津更佳；待諸證大減，又改用黃芪桂枝五物湯調整營衛，以解肢體麻痹；經調治數月後，恢復工作，仍然服中藥抑瘤兼保養，處方半夏厚樸湯合苓桂朮甘湯，及苓桂朮甘湯合甘麥大棗湯加蟲類藥搜剔驅邪。兩年後復查癌瘤消失，理論上達至痊癒，目前仍健在，生活工作如常。像此例帶有詳細病案記錄的患者共有10宗，目前仍有9例生存，效果令人欣慰。在這裡就不一一贅述了。

- **經驗分享：**鼻咽癌成因有遺傳性生理因素，也有後天因素如病毒感染，飲食失當。中醫多認為屬痰濁結聚，火毒困結，或氣血凝滯。一旦形成，毒邪深伏，入於血絡，隨經流布於五臟六腑以及五官九竅，致使腫瘤轉移。中醫治療以扶正祛邪為主，瀉火解毒，祛痰散結，我曾經以六經辨證治療，使用經方麥門冬湯加味、小承氣湯、黃芪桂枝五物湯、苓桂朮甘湯、半夏厚樸湯等等，略加蟲類藥攻堅祛邪，只要「方證相應」，都能收到較佳療效，尤其是中西醫互補治療中，不負病人所望。

食療

葛菜生魚湯

材料：

鮮葛菜 200 克，生魚 1 條（約 6 至 8 兩），蜜棗 1 枚

做法：

洗淨葛菜，劏好洗淨生魚，將所有材料放入湯煲內，大火煲滾，明火煲 15 分鐘，轉慢火煲 1 小時，加少許食鹽即可。

服法：適溫飲用。

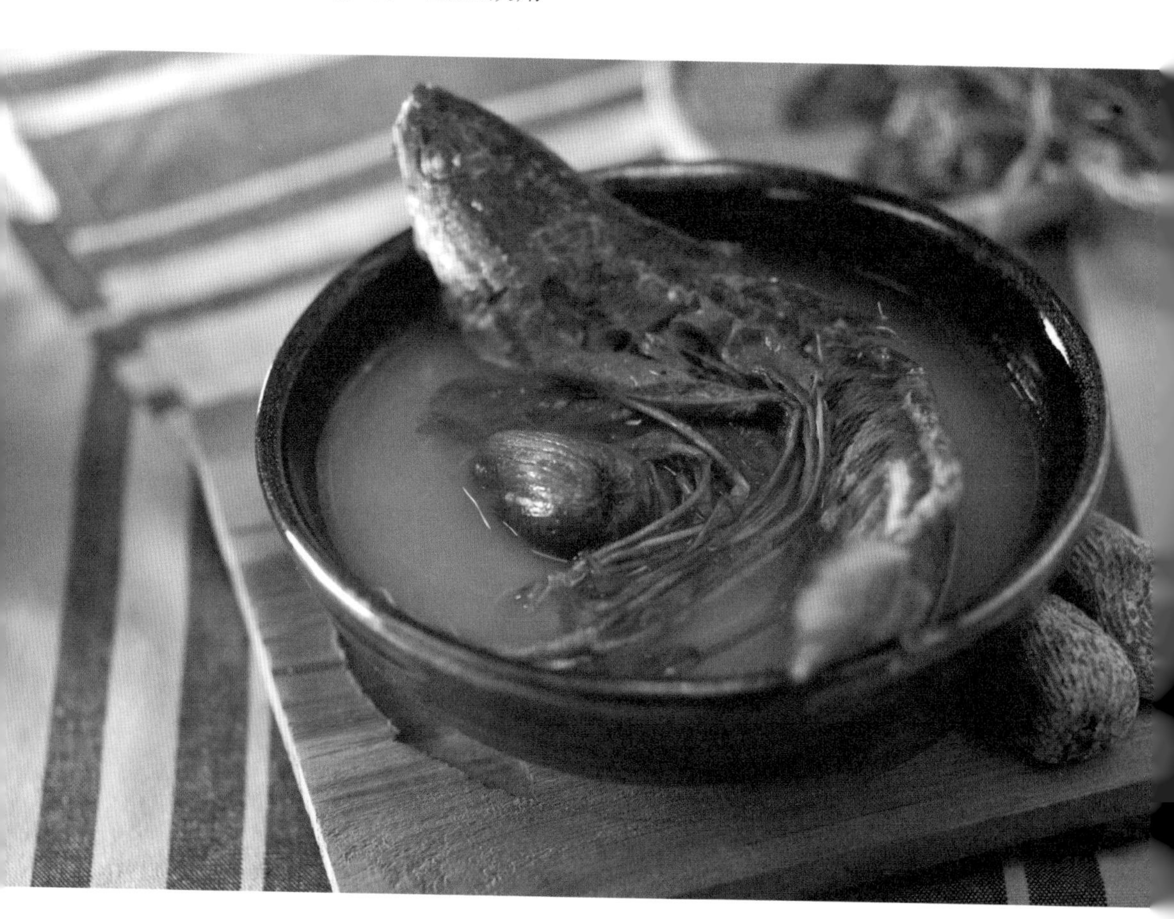

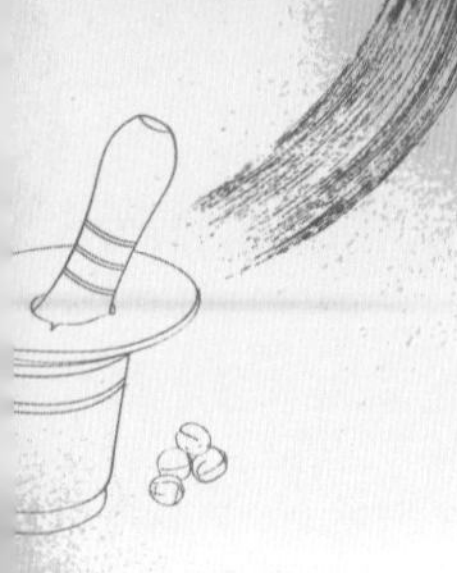

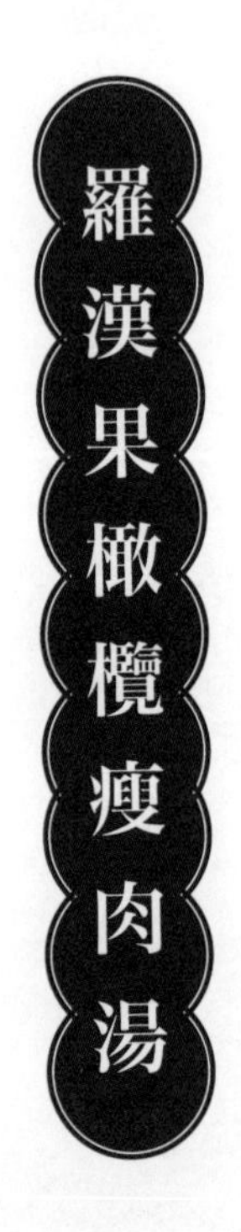

羅漢果橄欖瘦肉湯

材料：

羅漢果 1 個，鮮橄欖 20 枚，瘦肉 6 兩

做法：

將羅漢果掰開兩邊，橄欖用刀背拍一下，瘦肉切塊，將材料共同放入煲內，注入適量清水，大火煲滾，轉中火煲 10 分鐘，慢火煲 1 小時 15 分鐘即可。

服法：適溫飲用。

適用：放化療後適宜。

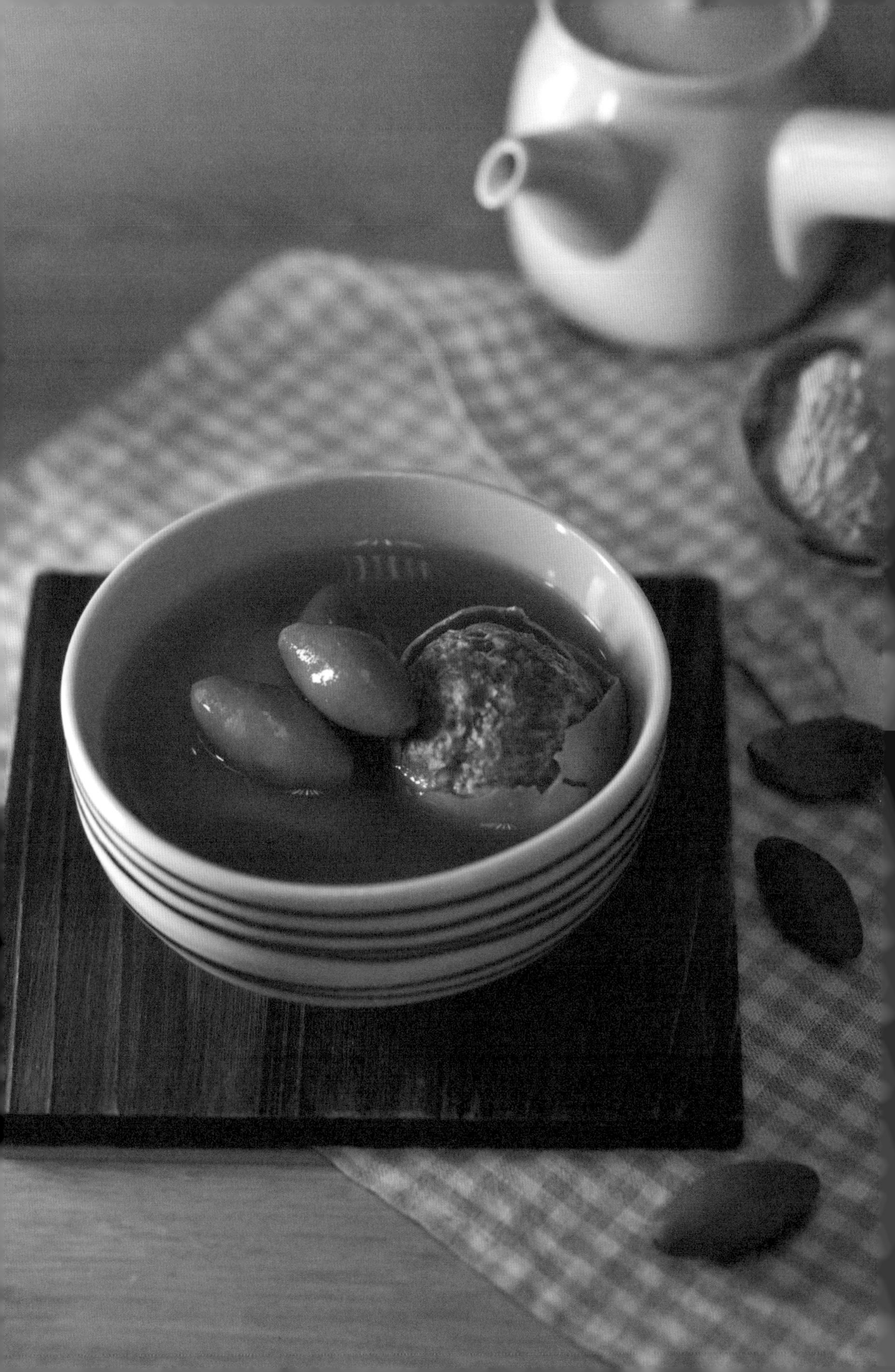

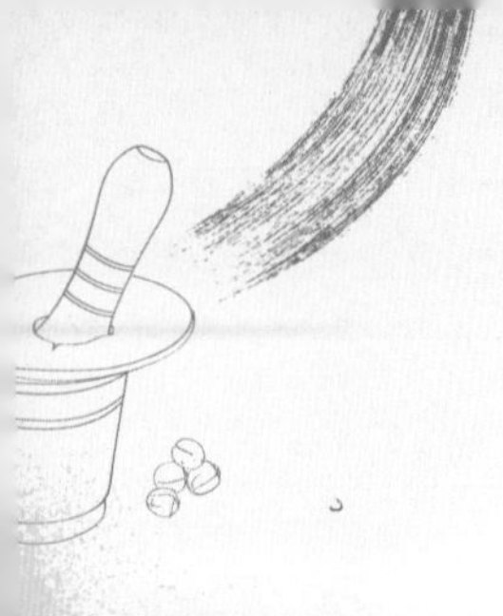

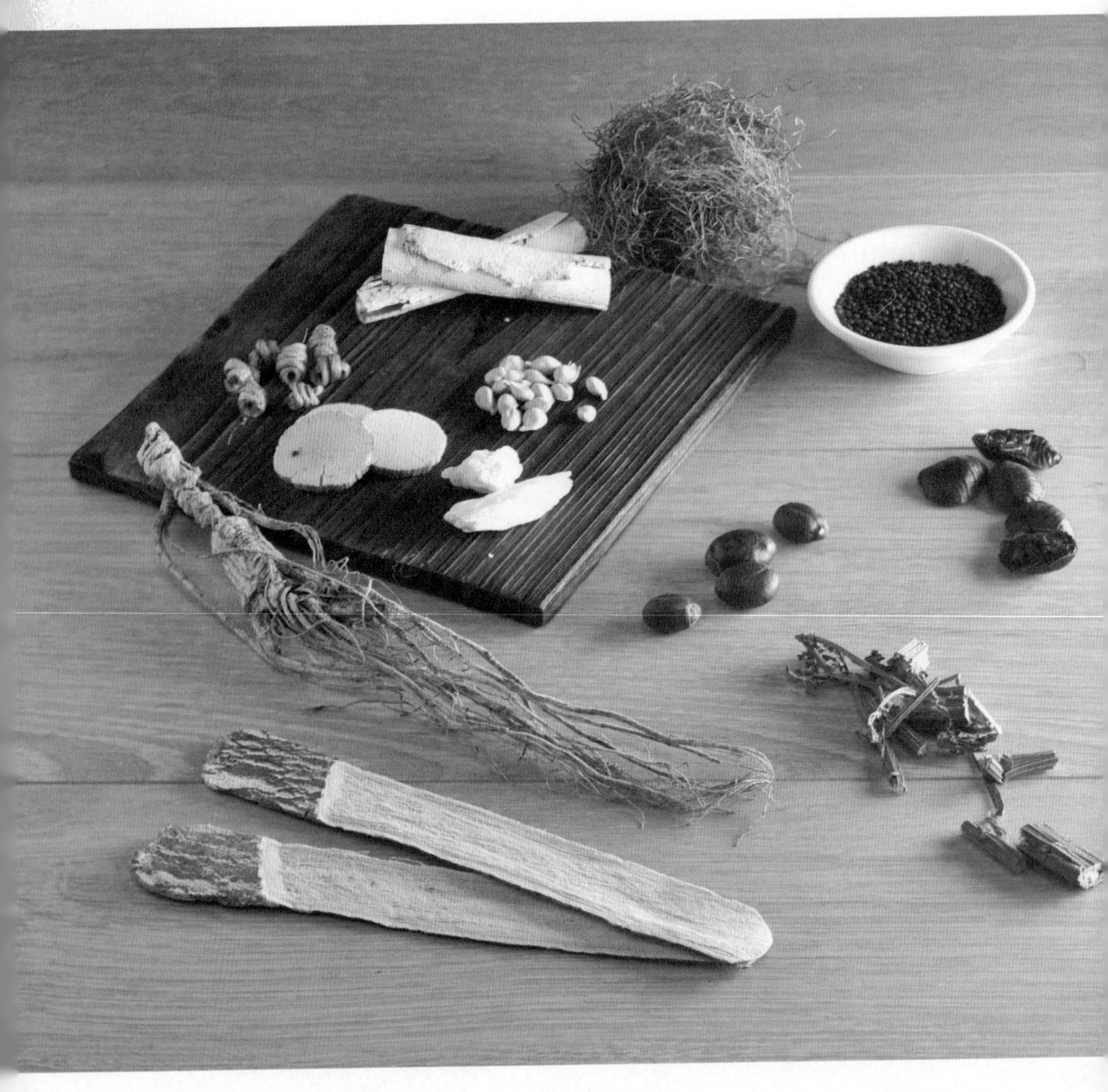

醫案舉例 4

前列腺癌中晚期帶瘤生存 10 年一例

前列腺癌發病率在男性的所有惡性腫瘤中位居第二。患者主要是上了年紀的男性。前列腺特異性抗原（PSA）檢查，以及直腸檢查，對於診斷有重要意義。個人認為有前列腺癌家族史的男性人群，應該聽從醫生的意見定期檢查。

在我接觸過的前列腺癌病人中，有做過根治性手術治療的，有接受放療的，也有內分泌治療的，在不同的階段，他們都主動尋求過中醫治療。幾乎有九成的患者生存 10 年以上，甚至更長。其中一位患者，來診時已經被診斷為中晚期，腫瘤大小約 3X3.6cm，有淋巴擴散跡象，西醫認為這時考慮手術已經為時過晚，也不主張荷爾蒙治療，剩下只有化療一條途徑。他轉而尋求純中醫治療。我在臨床探索當中體會到，某些腫瘤病有時不必做過激治療，於是就接診這一例病人。接手時，症見脈緩，舌淡紅，苔薄白，下腹隱痛。前列腺特異性抗原 PSA 為 8μg/L。精神胃口尚可，能夠正常工作。辨證為瘀血阻滯。治則採取對證治療，按我們的「座右銘」：觀其脈證，知犯何逆，隨證治之。當時首要化瘀散結，通利下焦，處方：荔枝核、橘核、王不留行、黃芪、長白人參、霍山石斛、滑石、木通、茯苓、粟米鬚、劉寄奴、土鱉蟲。

服藥二週後症狀顯見改善，下腹痛基本消失，於是以這首方為主方，視症情加減藥物，聚精會神把它當作慢性病來長期治療。這樣治療過程足有 5 年，PSA 控制在微小的範圍內變化。後來患者年事漸高，PSA 值開始波動，曾一度上升至 300μg/L。對比 5 年前，醫療技術發展日新月異。這次找到另一位腫瘤專家，給予內分泌治療，成功地使 PSA 指標下降到 4 左右。但是內分泌治療是有時效限制的，療效能夠維持多長時間的確很難説，一旦失效的話，惡性細胞向骨轉移，病情就再也難以控制。為了使內分泌治療的效果得以長期鞏固，與患者作了深入交流後，我探索着中醫治療能否與內分泌治療雙軌並行，靠中醫藥減毒增效、扶正祛邪，同時鼓勵患者積極做運動，培養良好心態，注意飲食。結果效果令人滿意，患者至今未發生骨轉移，並且帶瘤生存了 10 年，從未中斷過工作。目前仍保持與常人一樣的狀態，無明顯身體不適。

- **經驗分享：**患者不必過度憂慮，這個病的惡化速度緩慢，保持心理健康是戰勝這個病的關鍵因素。
- **飲食和生活中注意事項：**根據有限的證據提示，加工肉類、牛奶和乳製品的攝入量不宜太多，脂肪攝入的總量也不宜太多。宜多吃番茄，多喝綠茶，豆類食品和富含維他命 E 的食品可以多吃。

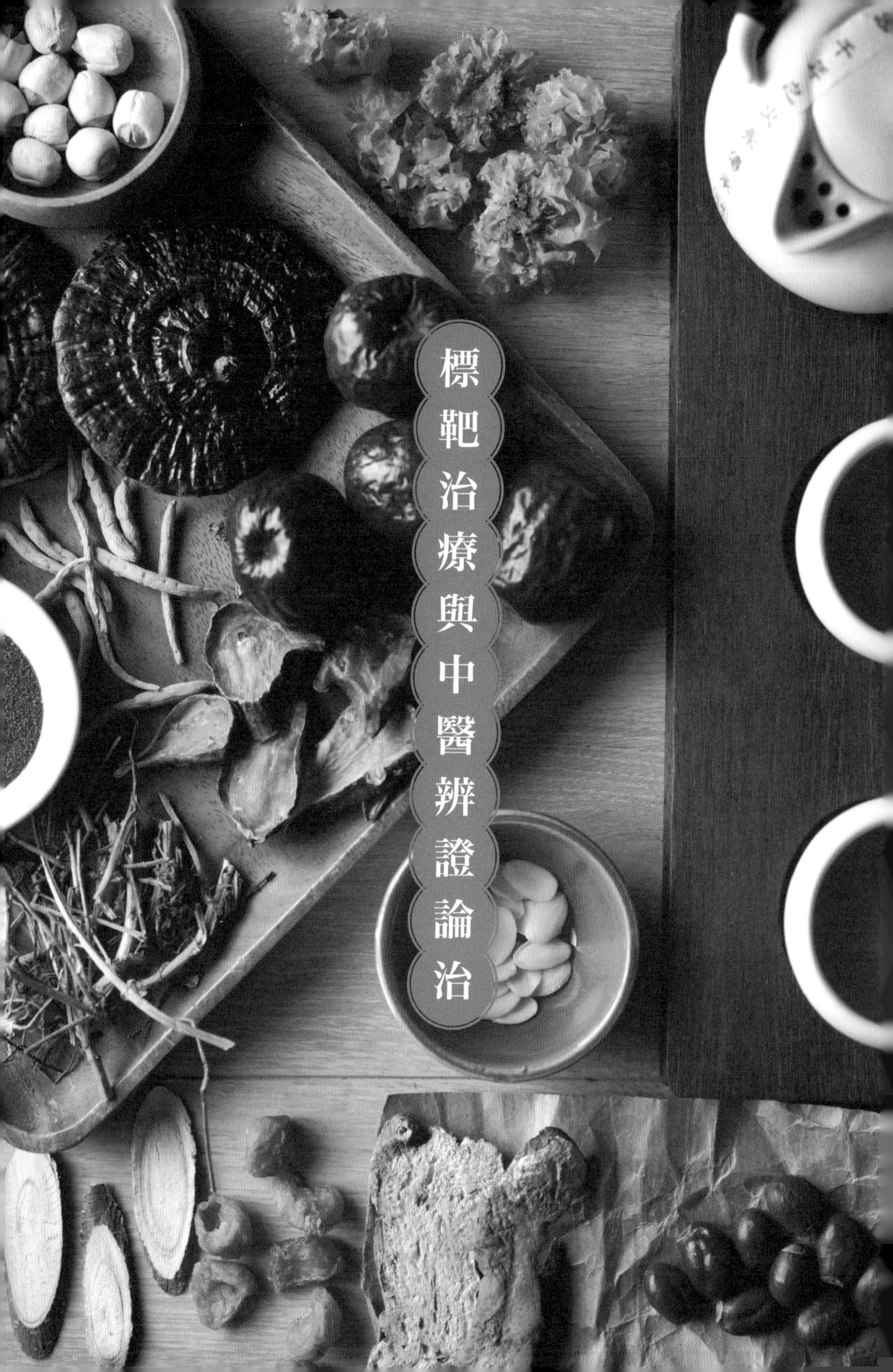
標靶治療與中醫辨證論治

標靶治療與中醫辨證論治

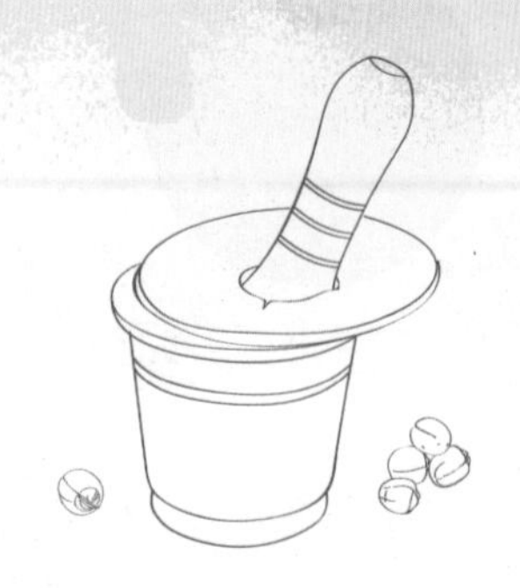

進入 2000 年以來，腫瘤標靶藥物逐漸問世，使一些晚期腫瘤患者獲益。假如患上慢性粒細胞白血病、肺癌、乳腺癌、腸癌、淋巴瘤，都有機會可能用到標靶藥。雖然它副作用比較溫和，但是卻變化多端，常見的毒副反應是「手足綜合症」、皮疹，以及消化系統的破壞。有時兩種副作用可以同時發生。

- 「手足綜合症」表現為手和腳感覺麻木，皮膚色素改變、腫脹、脱屑、水疱，甚至向身體其他部位蔓延。
- 皮疹表現為大小不一的淡紅色丘疹或膿疱，分佈在臉部、頸部、胸背處，伴有瘙癢或者觸痛感。
- 消化系統的影響表現為腹瀉、嘔吐、口腔潰瘍、吞咽困難。

經過基因檢測適合標靶藥物治療的患者，治療就幾乎成為一種常態，好像治療慢性病一樣。當患者對某種標靶藥不再敏感的時候，醫生會盡量找到另一種新的標靶藥幫他轉換，這時就會引起新的副作用。目前標靶治療成本比較昂貴，如果你抱着許勝不許敗的心態，不願半途而廢，找一位好中醫吧，他可以幫你減輕副作用。

醫案舉例 1

標靶治療毒副反應之中醫辨治

大約 7 年前，一位 30 歲女患者因慢性白血病，接觸到當時聽起來還很新鮮的標靶治療。既然服食藥物就能有效地控制病情，她很高興，比起別人化療後又發燒，又嘔吐，還掉頭髮，她覺得自己幸運多了。可是，有些身體變化在她預料不到的時候，悄悄地發生了。起初是皮膚脱屑，像魚鱗似的一片一片地脱皮，接著皮膚色素改變，一身膚色變得異常的雪白雪白，對這種過度的白皙她自己也感覺惶恐。不久肢端感覺也出現異常，手腳麻木不聽使喚；漸漸還發現身高改變，人矮了一吋半。外觀改變算是冰山一角，反覆發作的腹痛腹瀉，影響了她的營養；痛經和經量過多幾乎拖垮了她的身體。擺在面前的處境有點進退兩難，繼續服藥不知將會如何變化多端，打退堂鼓吧，奈何生病離不開標靶藥。躊躇之際，聽到母親的一句話，「找中醫試試」，於是來到我這裏求治。

接下來的幾年，她一邊標靶治療，一邊服中藥減輕副作用，兩相平衡，過程有條不紊，每遇病情變化，我都作出詳細記錄，例如，腹痛腹瀉、消化不良，以「平胃散」同「葛根芩連湯」合方治療。反覆痛經、失血多，用「四逆散」和「甘麥大棗湯」相合，加地榆、仙鶴草醫治。呼吸道炎症、過敏性咳喘，都可以給予「小青龍湯」治療。病人初期體質差，未能工作，自從中藥改善了抗癌藥物帶來的副作用，她可以邊治療邊就業，自食其力。自今精神和體力都不錯，一切安好。她已經把自己視作一個慢性病患者，既來之、則安之了。

經驗分享：

- 平胃散：陳皮、厚樸、蒼朮、甘草、生薑、大棗。
- 葛根芩連湯：葛根、黃芩、黃連、甘草。
- 在本例中，應用平胃散與葛根芩連湯，健脾行氣，表裏兩解，平平正正的兩首方子，收效也很「正」。另外，經血過多；以地榆和仙鶴草兩味藥合用，常有良效。

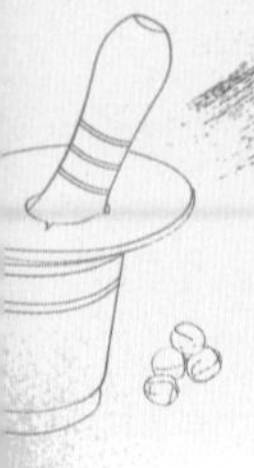

食療

白朮山楂茯苓蜂蜜膏

材料：

白朮 8 兩，乾山楂 4 兩，茯苓 12 兩，蜂蜜 8 兩

做法：

1. 用 1 公升清水將白朮、茯苓浸泡兩小時，撈起備用。
2. 用大約 3.5 公升清水，放入白朮、茯苓、山楂一同慢火熬製，至藥汁稠濃（起大氣泡）時，將藥渣撈去，放入蜂蜜共煮數分鐘熄火，靜置數小時，便可裝入玻璃瓶加蓋，放入雪櫃內。

服法：每日取食 4 至 6 湯匙，分兩次服。服完隔 7 至 10 日可以再次熬製服用。

功效：在治療過程中常服這款膏劑，有益脾胃和睡眠。

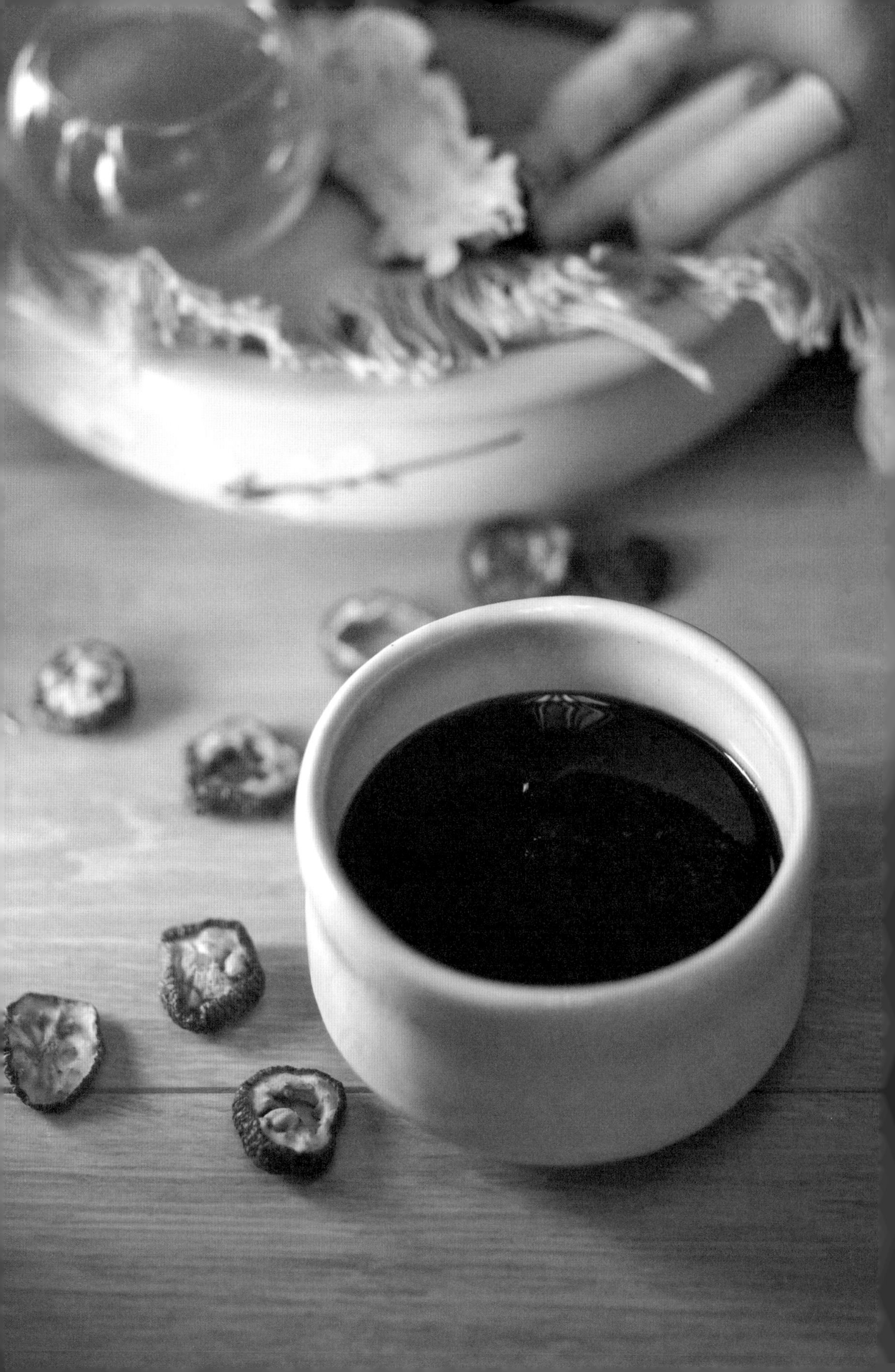

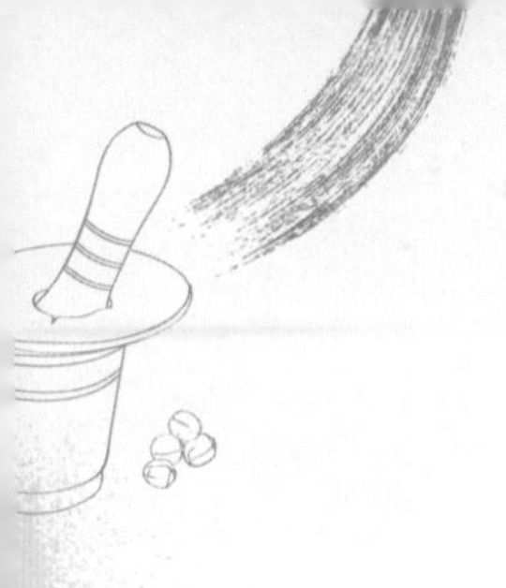

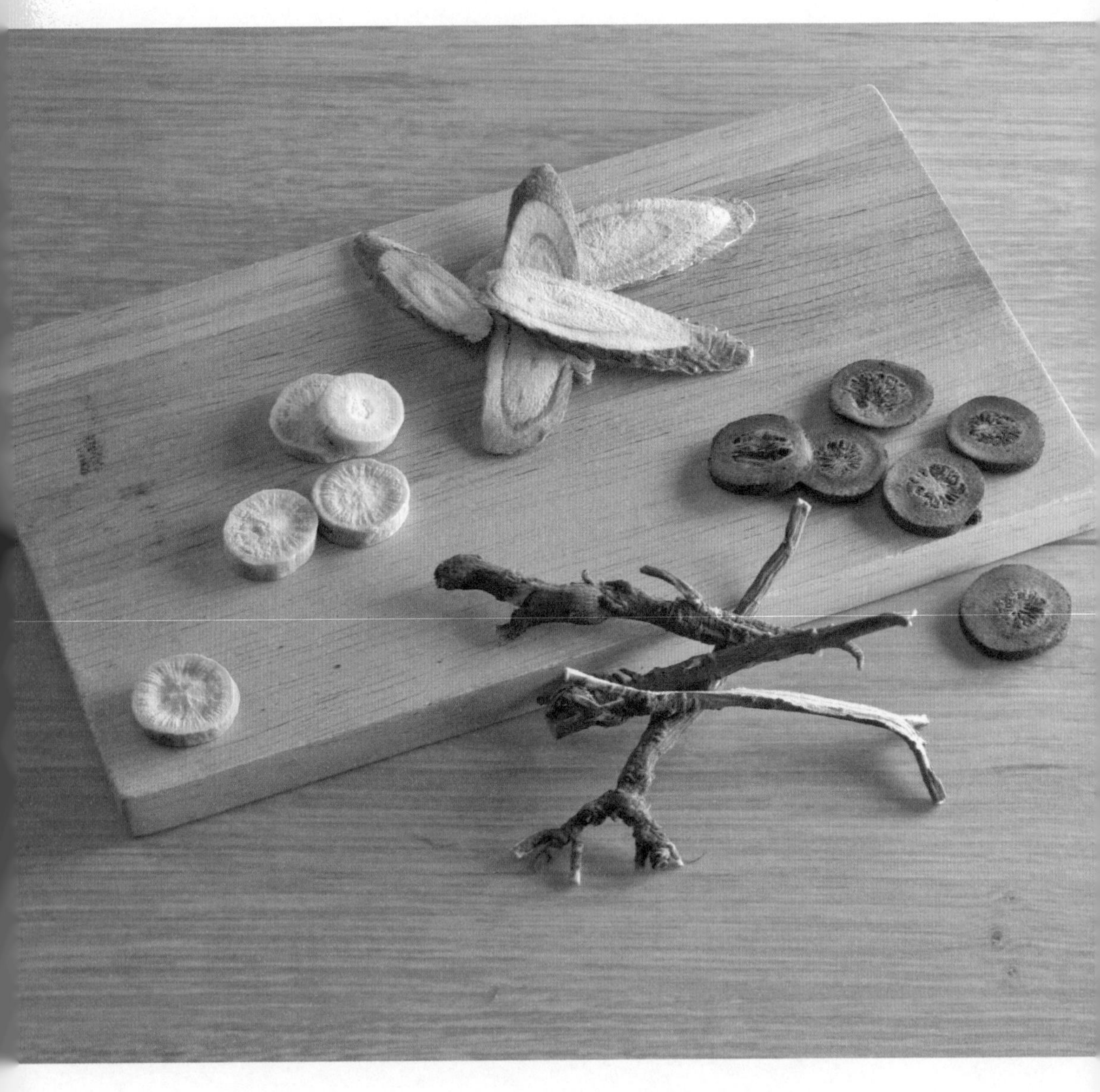

醫案舉例 2

腦垂體瘤標靶治療加中醫治療

薛某，男，63歲，多年前因頭痛和肌肉無力，檢查診斷為腦垂體瘤，病程已有8年，顱內腫瘤佔位7X7X8cm，由於腫瘤佔位大，位置險惡，不宜手術切除。來診時已經服用標靶藥物有一段時間。病情尚算穩定，暫無生命威脅。但是最近劇烈頭痛反覆發作，睡眠質量差，記憶衰退，前來求治。初診時脈細緩，舌淡紅，苔白，六經辨證為少陽、太陽經合病，氣滯血鬱。由於顱內腫瘤膨脹生長，佔據一定的空間，無論是惡性還是良性，都會顱內壓力升高，壓迫腦組織，導致中樞神經損害。患者近來頭痛症狀，反映了腦腫瘤附近組織水腫，中醫則將此歸類為「真頭痛」。可以給予舒緩病情的治療，控制局部神經性抽搐，減少腫瘤附近的水腫。這方面正是標靶治療的短板。我對症治療給予「甘麥大棗湯」合「四逆散」，加合歡花、太子參，服7劑見效。守方再服一個月，臨床症狀解除。囑病情若有反覆再來診治，平時多注意休息。

標靶治療用藥範圍廣，副作用表現變化多端，中醫要因應個體差異，準確辨證。我承認中醫並不是無所不能的，但至少在接手標靶治療這類副作用比較溫和的病例時，舒緩病人的不適是份內之事。

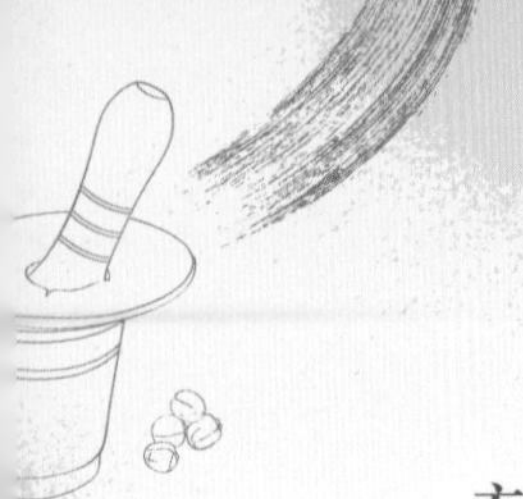

方劑舉隅：

1. 四逆散：柴胡、枳實、白芍、甘草。
2. 太子參、合歡皮，是一對「對藥」，素有調暢心脈，益氣和陰的美譽。我將合歡皮換成合歡花，在本例中應用效果良好。

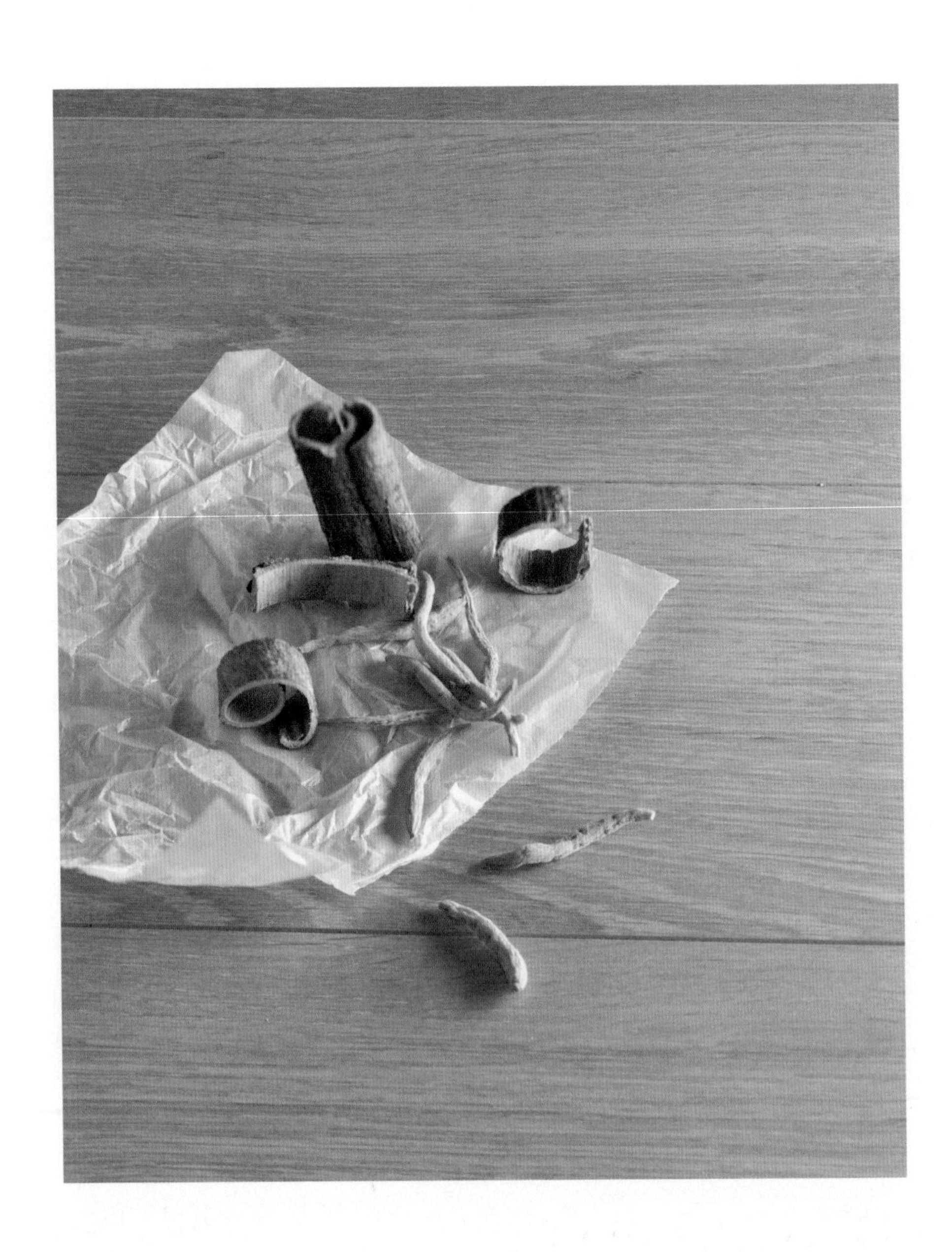

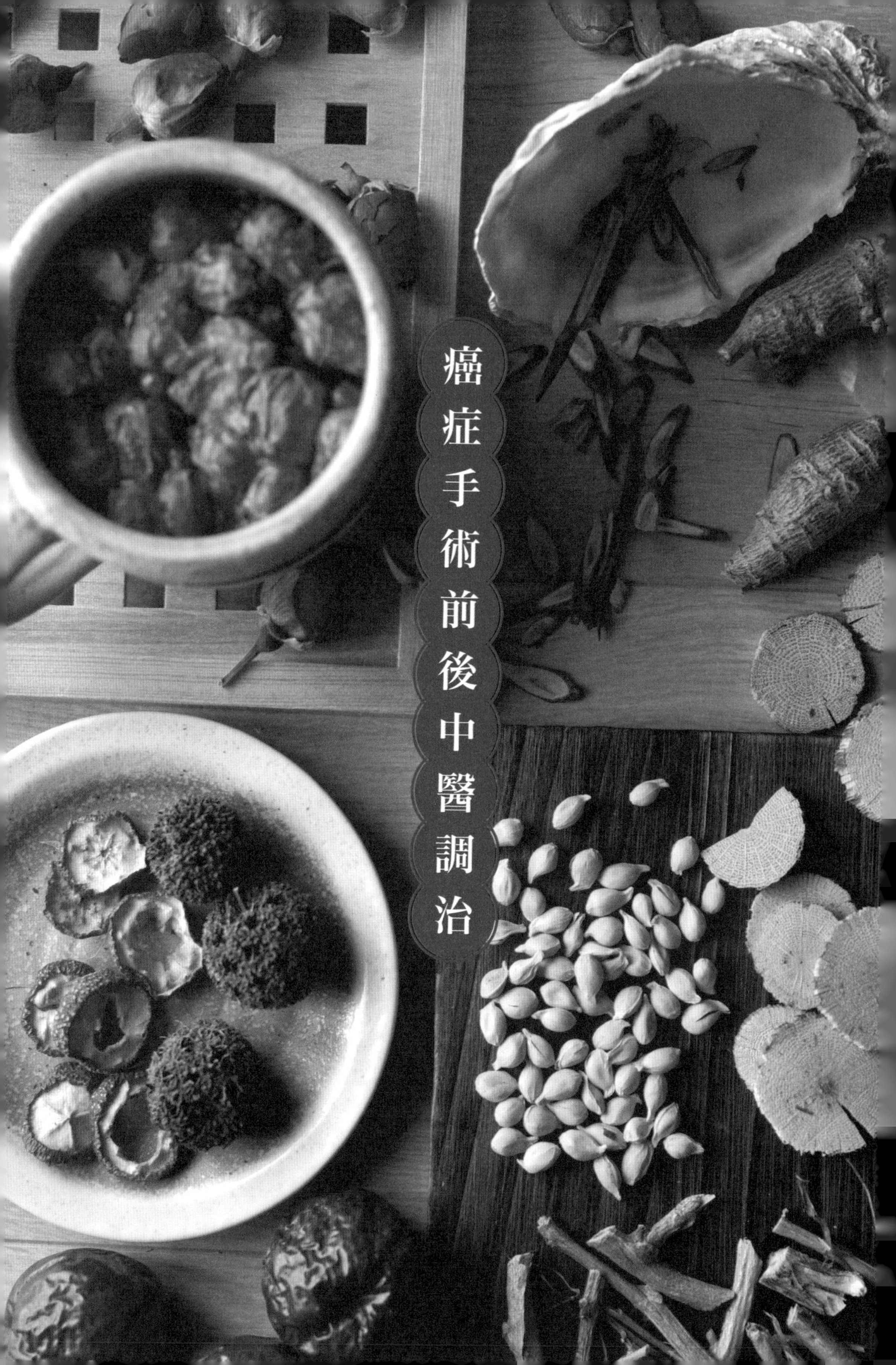

癌症手術前後中醫調治

癌症手術前後中醫調治

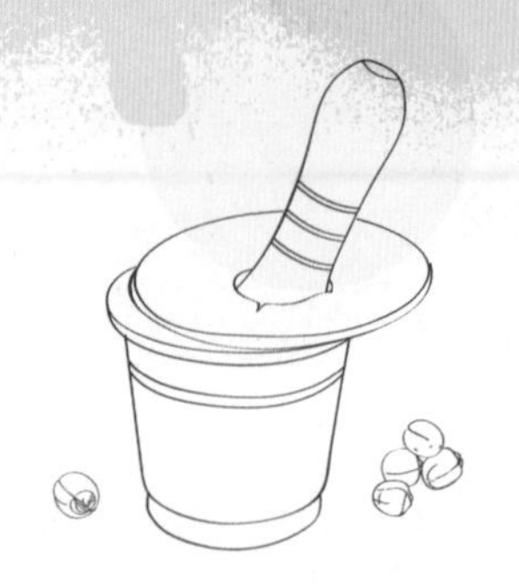

在中醫看來，手術切除腫瘤之後，最常見的副作用是容易傷氣留瘀。西醫以解剖學為基礎，依據「看到的」病症進行治療，凡是顯微鏡看到的、影像學看到的，都好治，看不到的就不發表意見了。中醫呢，高妙的醫術要達到很高層次的抽象思維，不只看表象，而是看人的整體，要求臟腑氣血達到陰陽平衡。兩種醫學並不互相排斥。有條件的病人，我主張在西醫做手術前，先由中醫鞏固體質；手術後讓中醫減輕留瘀傷氣。當然了，前提是建立良好溝通。現實當中，如果患者在胃腸手術後出現消化功能障礙，中醫調理端看健脾理氣法；肺手術後出現呼吸道症狀，施以理氣化痰之法緩解；簡簡單單的一味藥黃芪，對提升白血球數量，加強抗癌 T 細胞的活性，已經頗具妙用。手術後低燒、盜汗，找對了中醫，也就是舉手之勞而已。

人們好像習以為常，不太在意手術前的預備。這也屬於正常心理。我倒有一些特別的病案，反映了手術前的治療也是一部重頭戲。

醫案舉例 1

術前中醫治療實錄

作為中醫，還沒有在臨床治療上身經百戰的，來個面癱病人也覺得「大件事」。在我們這裏，重症肌無力、中風、各種腫瘤都不算是事兒。7 年前的一位患者，那真是從死神手上搶回來的。這天黃昏時分，一位女病人舉步維艱地走入診所，這是她第三次來看病，40 歲上下的中區白領，給人友善知性的印象。但是從她呼吸換氣的動態，總覺得與常人有異，我心中隱隱猜測她得了某種病，而且有些年頭了，只是她本人無法辨識。她的病情和半個月前初診時一樣，服了藥絲毫不見好轉，呼吸很短很淺，咳嗽，有白痰，口唇和指甲呈暗紫色，有缺氧跡象。舌質紅絳，苔白膩，脈沉細，帶有結、代之象。再仔細診察，發現還有心律不整。種種跡象提示是呼吸衰竭，病情嚴重。我意識到中醫治療已經來不及了，急召救護車將她送醫院救治。

甫到醫院，拍 X 光肺片，左看右看醫生看不出毛病，可是躺在醫生面前的明明又是個氣若游絲的病人。輾轉終於到了瑪麗醫院心肺專科，診斷出她患了一種罕見的病——肺淋巴管平滑肌瘤病 Lymphangioleiomyomatosis（又叫做肺淋巴管平滑肌增生症）。24 個字母的病名，好像在説，病人的肺裏面密密麻麻地長滿了贅生的東西，細思極恐。醫院立即展開急救。馬上又發現輸氧氣輸不進去，原因是二氧化碳在身體裏滯留太多，把氧氣拒於體外。教授緊急會診，採用放血措施減少二氧化碳含量，終於搶救成功。事後瑪麗醫院的醫生説：幸好來的及時，遲一點就「爆肺」不治了。對西醫來説這也是個謎一樣的病，病理現象以「終末氣腔瀰漫性囊性擴張」為主，如果你還是一臉懵懂，就簡單地想想，近似肺氣腫，當然它們不是真的相同。病人肺的容積增大，就是胸腔內的肺漲得大大的，呼吸道阻塞，通氣障礙，CT 檢查，可發現瀰漫性、均質性薄壁小囊腫。別説這個病沒有藥可治，普通人就連聽都沒聽過。目前只有靠肺移植來延續生命。在瑪麗醫院器官移植病人檔案，她的名字上了換肺的行列。

第一次從死神手裏逃了出來，等候肺器官移植，又走上了一段崎嶇的路途。本來是一位白領打工仔，變賣了物業，換取醫療維生的設備，包括氧氣供應、後備供電的小型發電機、視頻影像設備，帶着一應用具，搬入租回來的公寓，因為這所公寓的條件比較好，適合養病。患者沒有哭沒有鬧，不聲不響地辦妥了這一切，看起來真有孤注一擲的決絕。我們不禁擔心：資料報導説這個病的存活期不超過 8 年，患病已經有一段日子了，花了那麼多錢，萬一等不到器官移植呢？等候的每一天，都是拿生命跟死神賭，都是求生渴望與稀缺資源的擦肩而過，對等待者的心，幾乎是一下一下殘忍的鞭笞，這種煎熬我特別能理解。當她來電要求中醫治療的時候，明知是一道難題，我也感到義不容辭。於是，在等候肺移植的 300 多天裏，我們的團隊一直陪伴着她，每日為她處方、煎藥，三天上門一次為她針灸，每當病情出現微小的變化，利用影像設備第一時間面對面瞭解病情，改換醫囑，改換處方，幫助她克服了多次缺氧的難關。支持到病情瀕危的那一刻，病人體內含氧指標下降到不能再低了，兩天兩夜滴水粒米未進，語音微弱，唇色深紫，只靠一隻氧氣筒，一根輸氣膠管，維持著一口氣還沒斷。

這一刻，奇蹟出現了！一位捐贈者的肺成功被移植到她的體內，手術空前成功，不知是巧合還是冥冥中早有注定，第二次從死神手中逃了出來。我們彼此都知道，沒有那 16 個月的堅持，就沒有後來的成功。那段時間我以中醫經典《金匱要略》中「葶藶大棗瀉肺湯」合「麻黃附子細辛湯」為主方，適症加高麗人參、長白人參、石斛、黃芪、紫河車、浙貝母、百合，

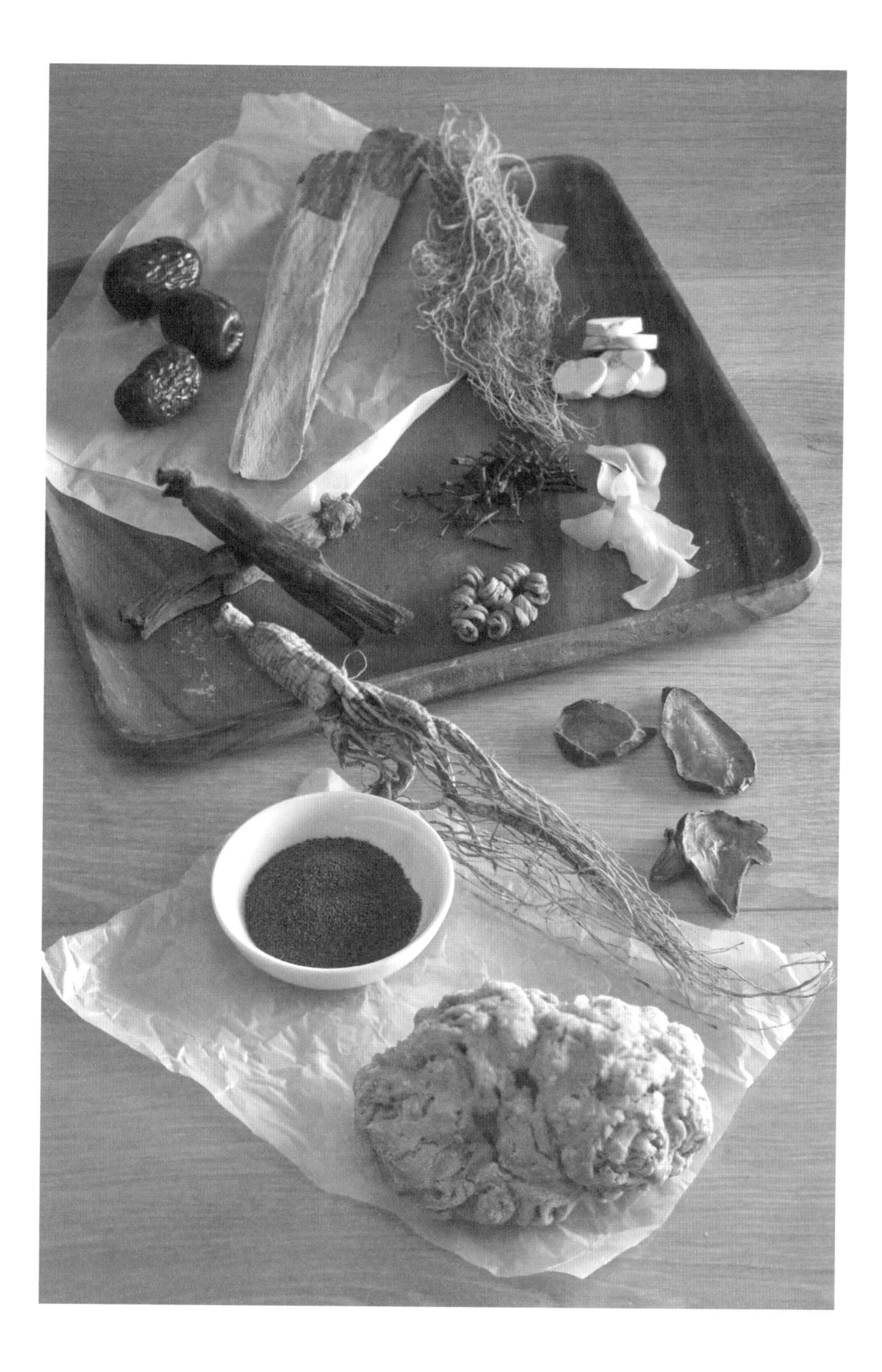

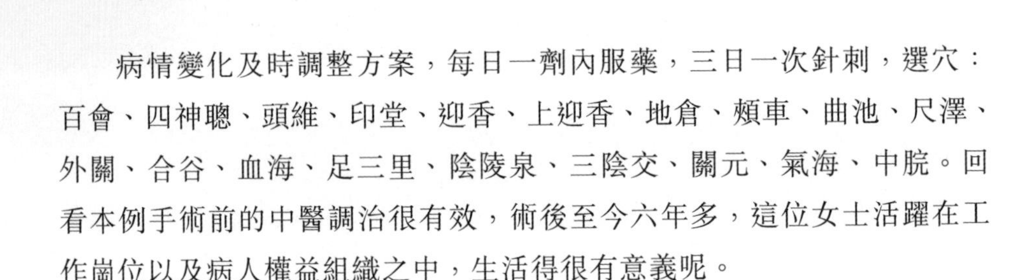

病情變化及時調整方案，每日一劑內服藥，三日一次針刺，選穴：百會、四神聰、頭維、印堂、迎香、上迎香、地倉、頰車、曲池、尺澤、外關、合谷、血海、足三里、陰陵泉、三陰交、關元、氣海、中脘。回看本例手術前的中醫調治很有效，術後至今六年多，這位女士活躍在工作崗位以及病人權益組織之中，生活得很有意義呢。

難點分析：

- 能在病人表徵模糊的一刻，判斷為呼吸衰竭並送院救治，需要成熟的臨床經驗，專注觀察。為醫者，要竭盡全力達到德術雙馨的境界，這一點與大家共勉。
- 缺少病房護理的條件下，以中醫中藥支撐患者帶病生存，需要嫻熟的專業技能，和一個高度合作的團隊。

經驗分享：多經絡多穴位治療的應用：當肺呼吸困難，血氧含量下降，取用肺經穴位瀉針法；當心跳過快，心力衰竭，取用心經穴位補針法；當腎功能出現異常，小便不通，取用腎經、膀胱經穴位提插法；食慾差取用脾胃經穴位，平針法；大便不通取用大、小腸經穴位，補瀉並施法。

醫案舉例 2

腸癌手術後治療

X 女士，65 歲，已婚，退休人士。2017 年 4 月首次到診。兩個多月前做結腸癌手術，切除腫瘤並進行化療。很快出現嚴重便秘，食慾差，骨盆和股骨劇痛，服食西藥止痛無效，精神疲倦，睡眠差，心慌，自汗，怕熱不怕冷。舌質紅，苔白帶微黃，脈沉緊，六經辨證屬陽明經病，手術留瘀，化療熱毒致裏實飲結，津虧腸燥。治療以清熱化瘀為主，選用「大黃牡丹皮湯」加長白人參、霍山石斛、馬鞭草、半枝蓮、山葡萄根，每日服一劑，結合針灸治療。一周後見有顯效，守方再進，共用藥三十劑，針灸十次。治療後大便通暢，諸證改善，胃口轉好。給予食療方二張，回家自行調攝養生。

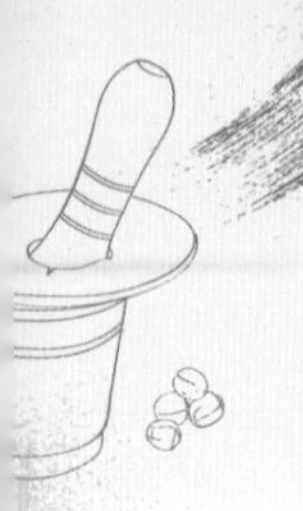

食療

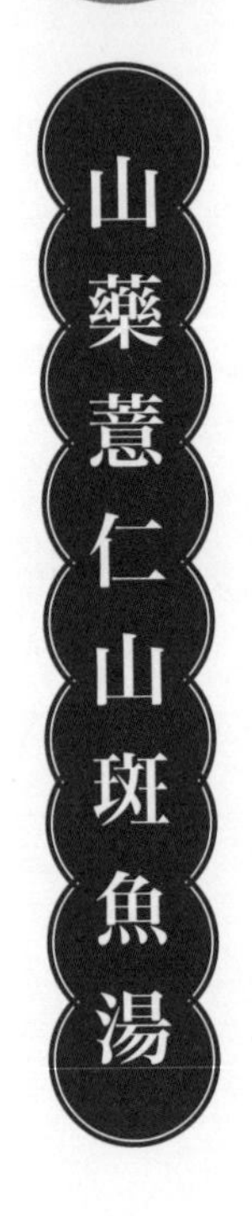

材料：

山斑魚一條約（6至8兩），瘦肉4兩，淮山（乾）1兩，薏米半兩，芡實3錢

做法：

1. 請魚販將山斑魚劏好洗淨，略煎至兩面微黃，備用。瘦肉氽水，備用。
2. 淮山、薏米、芡實清洗乾淨。
3. 在湯煲內注入六碗滾水，所有材料一齊放入煲內，明火10分鐘轉慢火，煲1小時即可。此為一人份量。

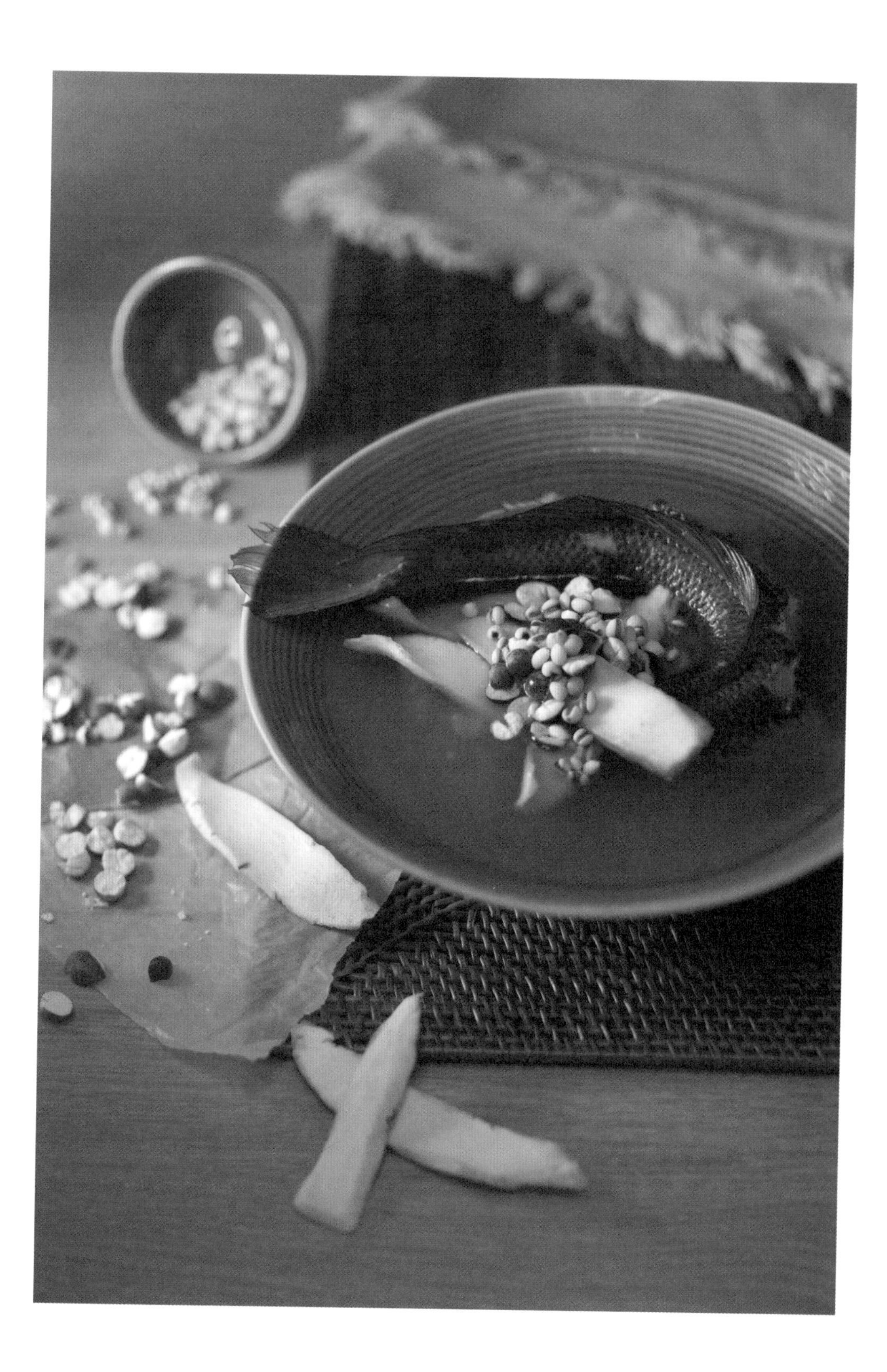

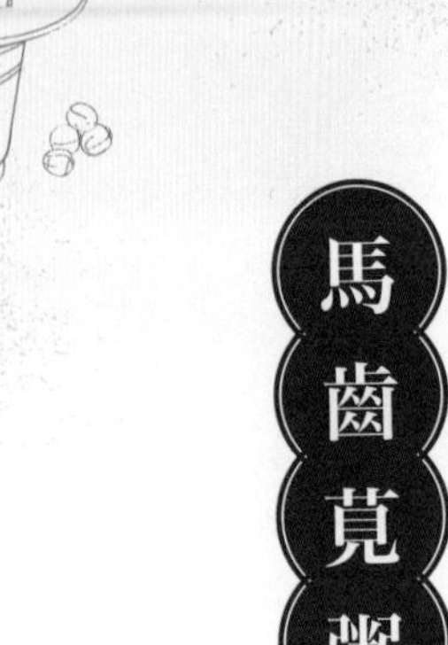

馬齒莧粥

材料：

鮮馬齒莧 100 克，粳米 100 克

做法：

馬齒莧洗淨切幼，和粳米一齊用清水適量煲粥。

服法：不着鹽醋，空腹淡食。

功效：《聖惠方》有清熱涼血止痢功效。

方劑舉隅：大黃牡丹皮湯：大黃、牡丹皮、桃仁、冬瓜仁、芒硝。

經驗分享：「大黃牡丹皮湯」來源於張仲景《金匱要略》，方中大黃、芒硝配合桃仁、牡丹皮能祛瘀除癥，更協同治癰腫有特能的冬瓜籽，對裏實有瘀，或癰腫的病證，有很好的功效。

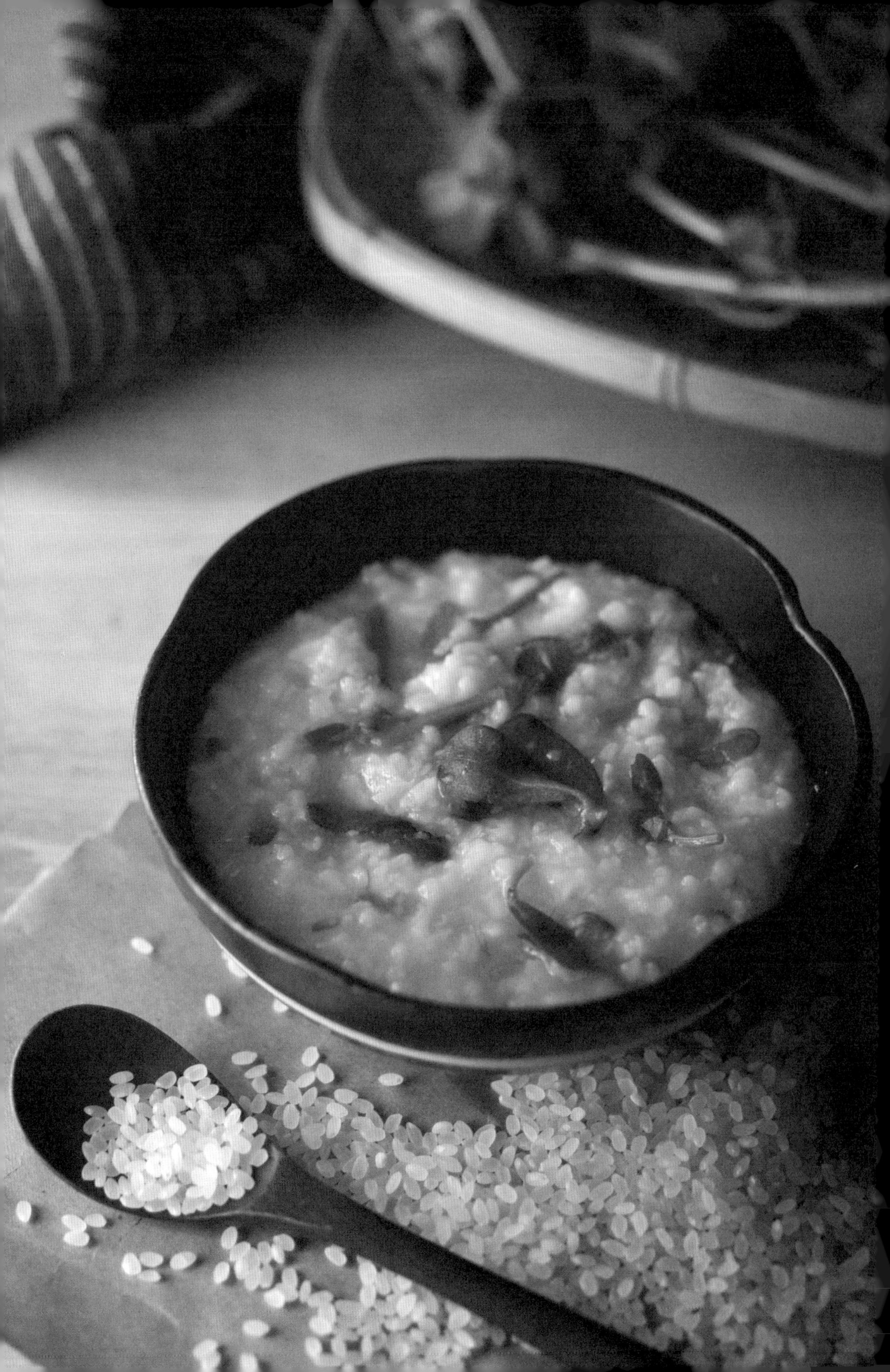

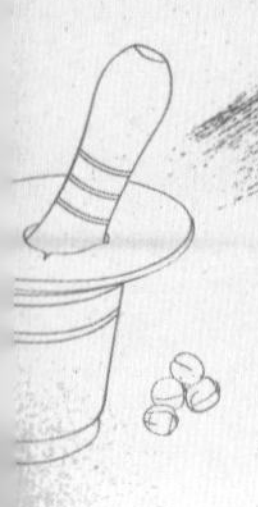

醫案舉例 3

腎癌手術後中藥調理痊癒

聽説過腎生癌嗎？腎在人體裏面就好比是濾水廠，裏面的「濾水管」（即腎小管）如果有腫瘤細胞異常增生，入侵到周圍的「水管」，就叫腎癌。人類有一左一右兩個腎。分擔過濾血液的工作。前幾年，手術是將患病一側的整個腎臟切除。（近年盡量切少一點，保留可用的腎組織和功能。）隨着先進科技研發，現在有機械臂執行手術，保留腎組織，切除腫瘤，縫合和止血動作非常精準。切除惡性腫物之後，腎癌復發風險很低，多數痊癒。即使細胞擴散也有標靶藥治療，是一種可以治好的病。

我的這位患者，2014 年初得的病，還未能趕得上今天的先進醫療技術。那個時候一經確診腎癌，就手術切除一邊腎。他是一位工程師，59 歲，已婚，有幸福家庭，從來不吸煙不飲酒。那段時間因工作壓力大，經常超負荷工作，硬撐着撐出了血尿來。檢查結果不幸是左側腎癌，於是只好做了手術。手術後體型消瘦，臉色蒼白，全身乏力，怕冷，胃口差，大便溏，日行 2-3 次，小便頻密。刻診見舌淡紅，苔白，脈沉細，一派陽虛之象。辨為太陰經證，陽虛血弱，裏寒夾瘀夾飲，治則：溫陽養血，驅寒祛飲，方藥選用「附子湯」加石斛、白花蛇舌草、蒲公英、壁虎、地龍乾、五指毛桃。每日一劑，連服三十日。治療後病情好轉，諸症大減，繼續調治一段時間後順利康復。醫囑：飲食宜清淡，只剩一個腎，避免多鹽多調味料，保持體重適中，工作量不要太大。

- **方劑舉隅：**附子湯：附子、茯苓、人參、白朮、芍藥。
- **經驗分享：**「附子湯」是一首富有代表性的經方。源自張仲景《傷寒論》。方中主用附子溫中祛寒，佐以人參健胃補虛，茯苓、白朮利小便以逐留飲，芍藥緩急止痛，故此治胃虛有寒飲，小便不利，身痛者。以此方配合扶正藥物和抗腫瘤藥物，對本案術後調理，可以說應手見效。

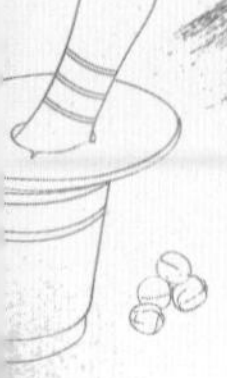

食療

綠豆茅根竹蔗水

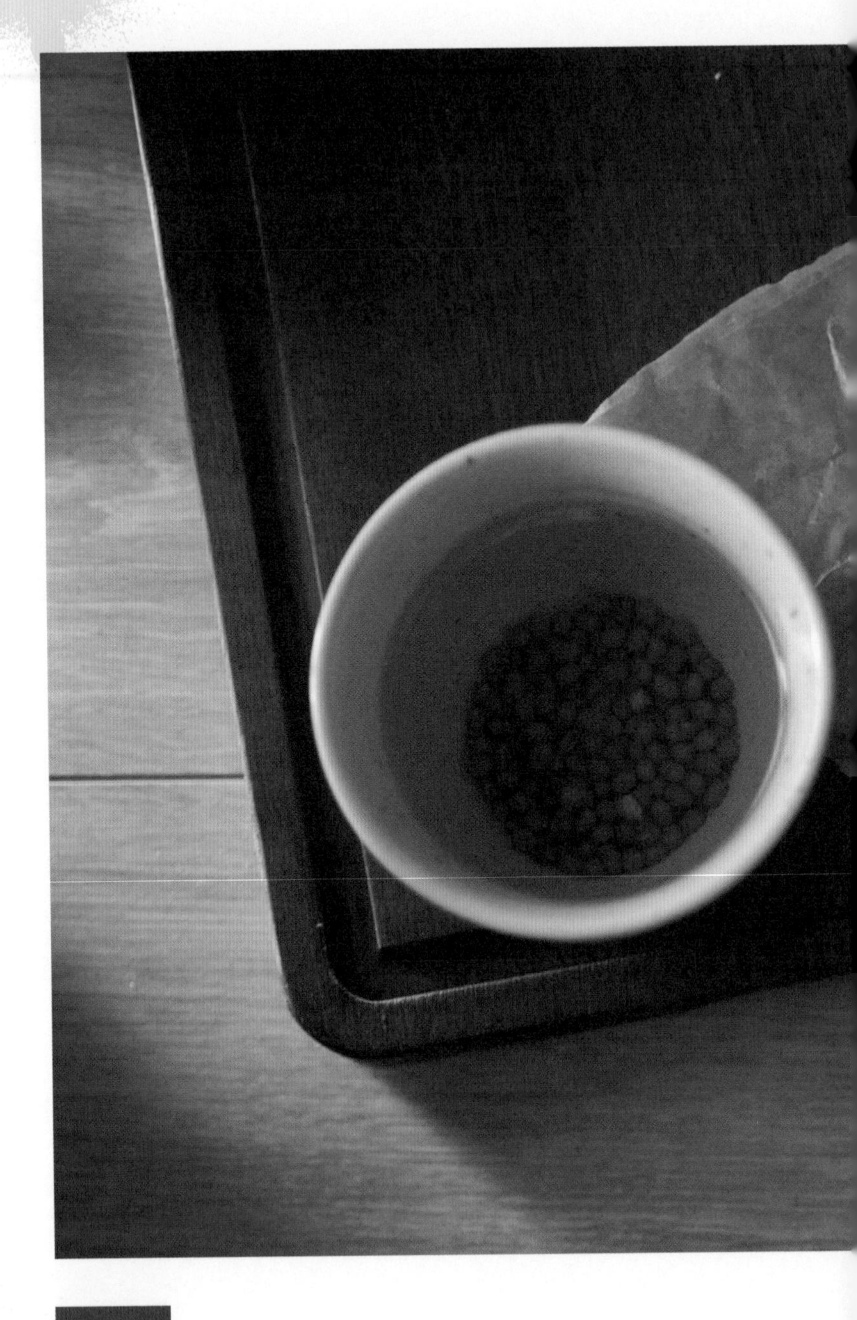

材料：

綠豆 2 兩，鮮茅根 4 兩，鮮竹蔗 8 兩

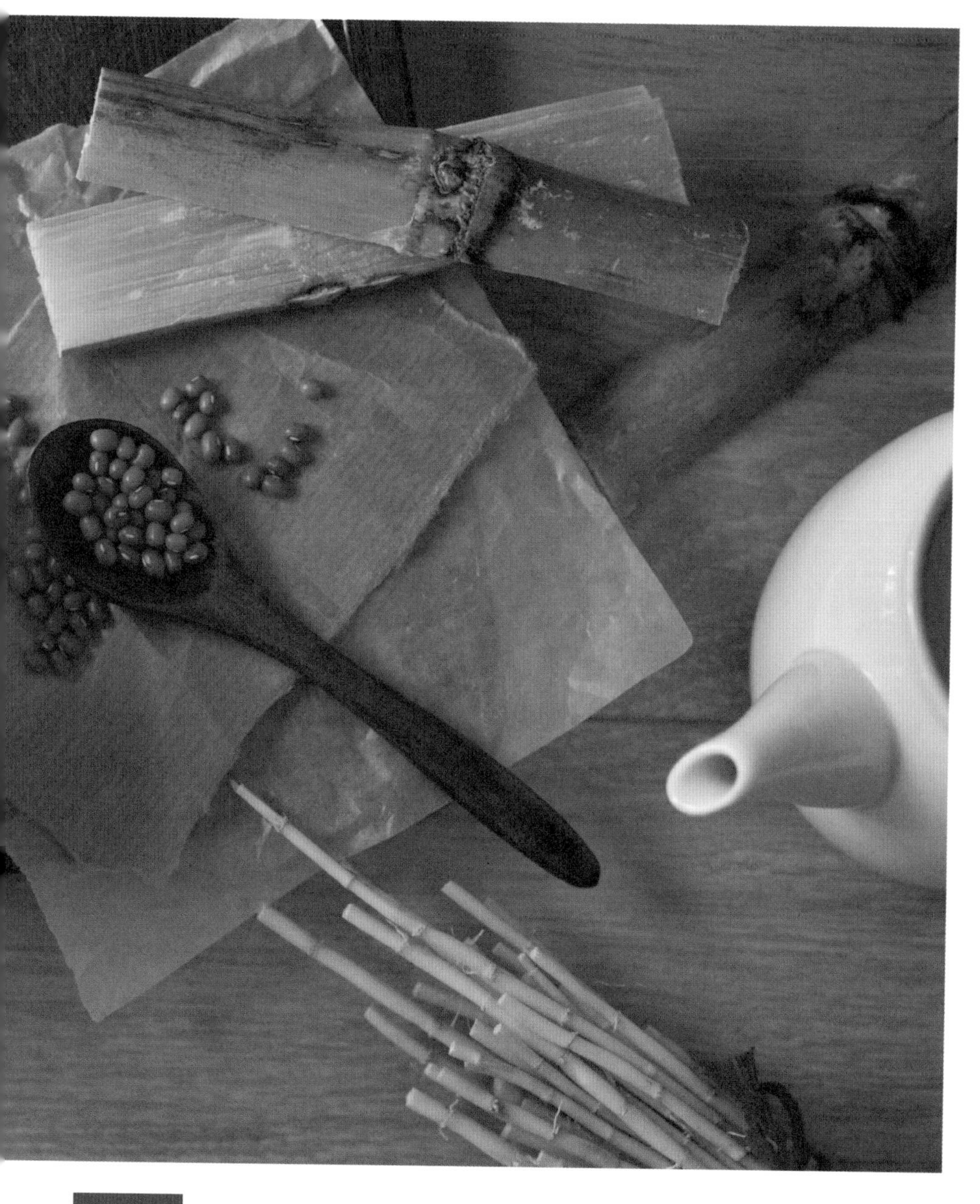

做法：

1. 將茅根和竹蔗洗淨，茅根切成2吋長，竹蔗切成2吋長並破開成4片。
2. 將全部材料放入煲內，加五碗水煲成1碗半，當茶飲。

服法：每星期服1至2次。此為1人份量。

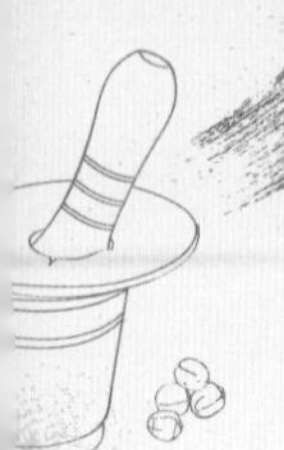

醫案舉例 4

乳腺癌手術後治療

乳腺癌是發生在乳腺小葉和導管裏的惡性腫瘤。中醫自古稱為「乳岩」。西醫治療視乎病情採用根治性乳房切除手術，切除乳房、淋巴結和部分胸肌；

- 或改良式乳房切除手術，只切乳房及部分腋下淋巴結；
- 又有單純切除患側乳房；
- 如果可能保留乳房，局部切除四分一乳房加化療放療；
- 亦有單純切除腫瘤加化療放療

有一位患者，44歲，是專業會計師，已婚育有兩子。兩年前被確診右側乳腺癌，今年左側乳房也發現了惡性腫瘤。她先後兩次做手術，第一次是根治性切除術加化療，第二次是四分之一乳房切除加化療放療。正如患者本人的親身感受：「頭一次知道自己患乳癌，還很勇敢地進手術室，不知害怕。第二次真是怕怕了，這樣病起來沒完沒了，重複手術和放化療，嘔吐、脱髮、發燒、手臂腫脹，摧殘得死去活來，真是苦海無邊。」親人領她來看中醫。

初診時，身體很瘦弱，面色蒼白，神情疲倦，大量脱髮，自訴夜寐不安，二便不暢，忽寒忽熱，煩躁作嘔。刻診，脈細緩，舌淡紅，苔白，辨證為太陽經、太陰經合病，術後血虛，營衛失調，寒飲內蓄。辨證施治：主方「苓桂術甘湯」合「甘麥大棗湯」，常用加減藥味：生石決明、生牡蠣、玫瑰花、茉莉花、合歡花、太子參。連續服藥兩個月，結合針灸治療。患者自覺精神大有好轉，各種症狀減輕大半，頭髮再生，臉色好轉。再帶一個月中藥回家自行調養。臨行囑咐她每星期以黃芪加瘦肉類燉湯飲用。本例患者如今已經康復，體能可以追上一個正常人，除了照顧家中長者，還陪着孩子長途飛行去參加國際體藝比賽。

- **經驗分享：**做過乳癌手術的患者，患側不要做針灸，不要量血壓，不要抽血。患側上肢水腫，應屬脈絡阻塞，水濕泛溢肌膚，治法當活血通絡。可用「苓桂朮甘湯」合「當歸芍藥散」加絲瓜絡、老桑枝、鱉甲、路路通、黃芪治療，並可適症加桃仁，去甘草。

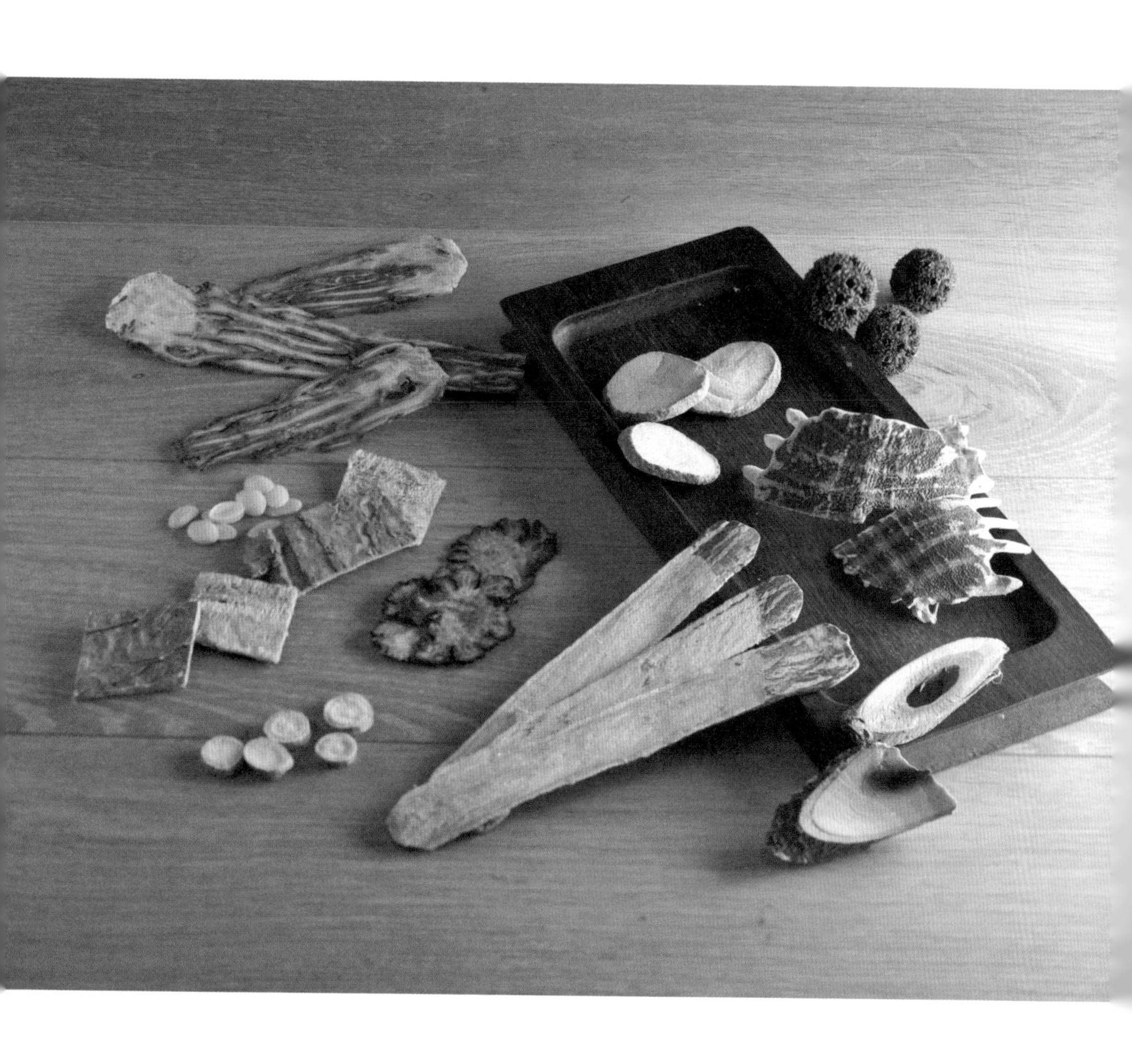

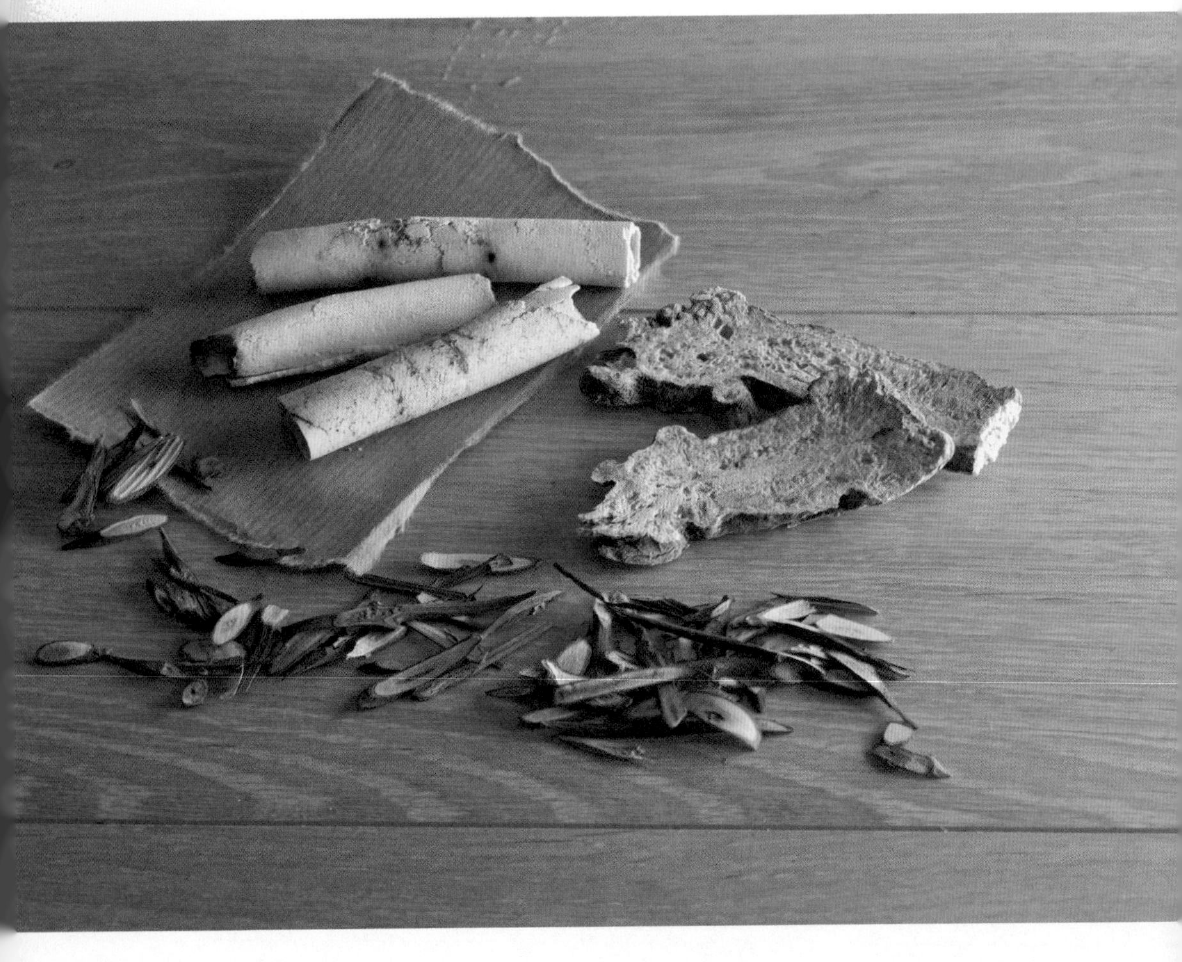

本案例選用「苓桂朮甘湯」與「甘麥大棗湯」兩首方，前一首方由「桂枝甘草湯」加茯苓、白朮而成，苓、朮功在利尿健脾，加於桂枝甘草湯中，則調營和衛，同時健脾化飲。「甘麥大棗湯」中三藥皆為味甘緩急之品，溫中養胃，以生津血，治津血虛、精神失常。兩方結合，配合其它藥物，有良好效果。

- **手術後的康復鍛煉：**為了讓患側上肢盡早恢復功能，手術後一周開始做關節屈伸動作，先做手腕屈伸，後做肘關節屈伸。手術後二周開始肩關節運動，提高、摸對側耳朵、梳頭。
- **護理：**保持患側上肢血液循環通暢，避免皮膚破損。手術後三周內患側不可承重超過 1kg。日後也要避免負重超過體重的四分之一。

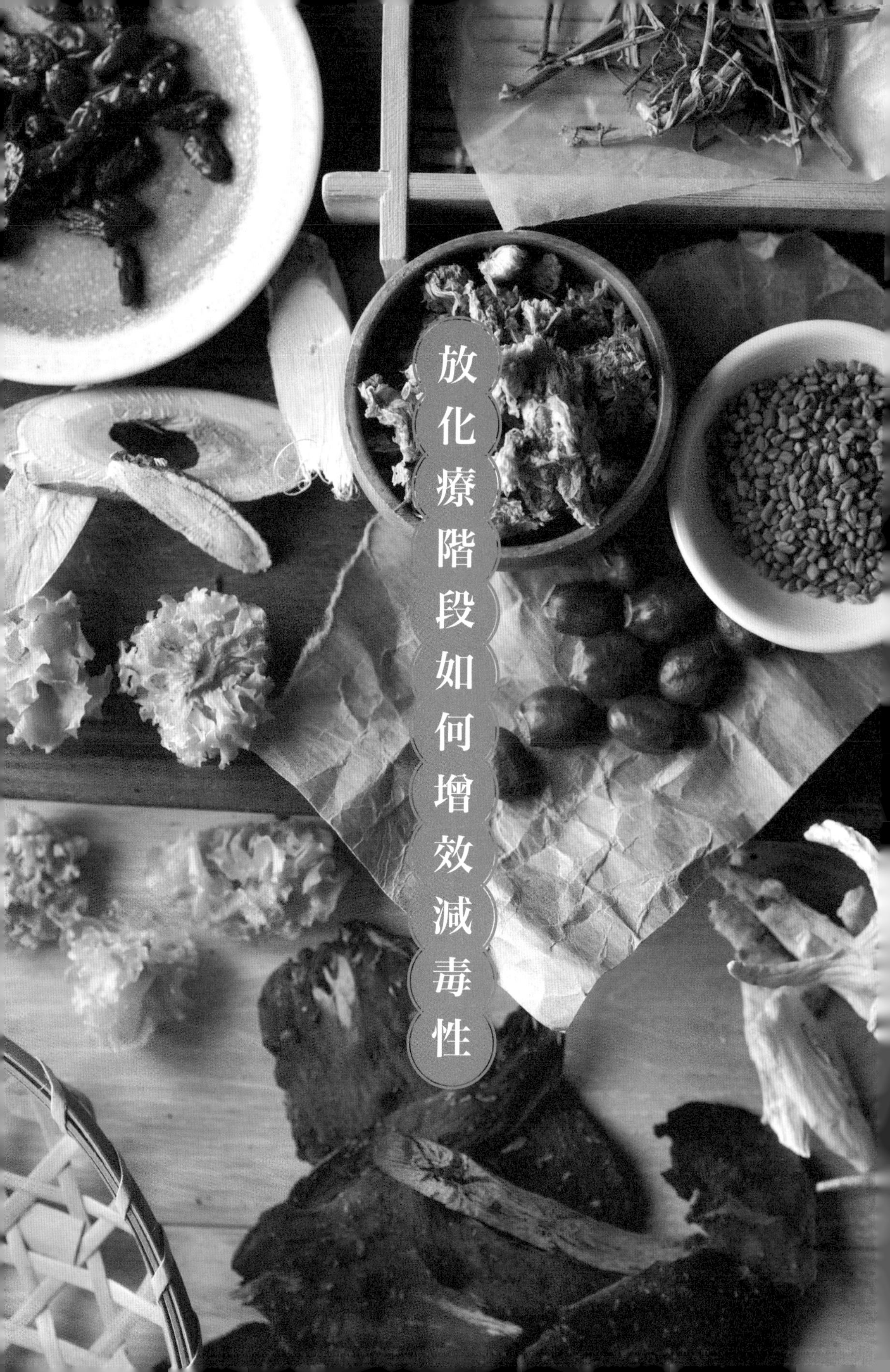

放化療階段如何增效減毒性

放化療階段
如何增效減毒性

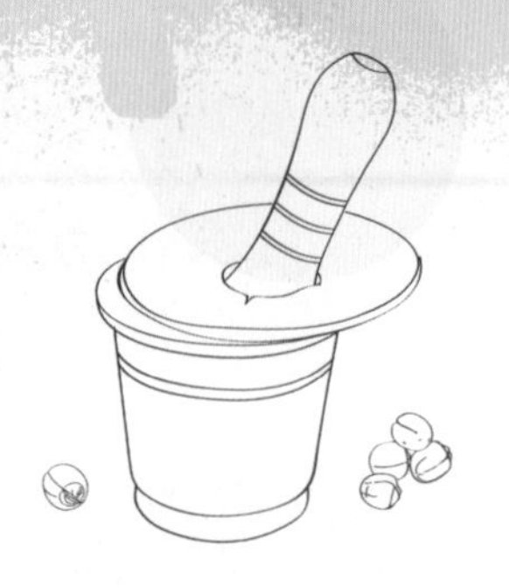

放射治療和化學藥物治療都是西醫治療癌症的常用方法。這方面西醫是權威，詳細的科學信息以西醫的研究為準。我們只是談點皮毛而已。先從放射治療開始。放射治療是利用放射性電離輻射對癌細胞進行殺傷，它通常是一種局部治療。鼻咽癌、喉癌、宮頸癌、霍金奇病，如果在早期發現，採用根治性放射治療，長期生存率達到 90% 左右。

説到這裏，會有讀者提出反對了。讀者們可能説：「醫師，你不是説癌症以前才這樣命名的嗎？長在肝的叫肝癌，長在肺的叫肺癌，長在腦裏面叫腦癌。興起了基因科學，我們要換一個叫法，不局限於發生在甚麼器官，而是按它的特性嗎？你還説這與中醫的『異病同治』好有一比呢。現在你又口口聲聲鼻咽癌、宮頸癌，這個癌那種癌的，不是自相矛盾嗎？」親愛的讀者，實在抱歉，按本人目前的水平，還達不到透徹地掌握前沿科學腫瘤信息，暫時只能借助原有的框架來談治癌走過的路，希望大家不要見怪，日後如果學問有長進，一定盡快回饋大家。

放療的主要機制是放射線對腫瘤的電離作用，誘發自由基、活性氧殺傷腫瘤細胞。放療在市民的口中習慣叫做電療。其實它的毒性遠遠不止被「電到」那麼簡單，這種看不見摸不着的射線，對癌細胞和正常細胞同樣具有破壞作用，在殺傷癌細胞的同時，會使患者出現不同程度的頭暈、乏力、食慾不振、咽乾喉痛、白細胞下降。我的一位老朋友，起初是不信中醫的，患了鼻咽癌陪他去做放療，他把我一個勁地往醫院走廊旁邊推，粗聲大氣地説：「出去出去！人家西醫幫我電呢，有你中醫甚麼事。企埋一邊（到一邊站着），返轉頭找你喝茶。」我心想，等一會「電」上了，夠你喝一壺的！沒過多少日子，他臉色焦黑，喉嚨灼痛得睡不着覺，坐立不安，無名火起，對人家放射醫生罵罵咧咧的，又想起找我來了。不要以為這位朋友沒有甚麼素質喔，他那是被放射熱毒傷着了。出現這種情況時，我們中醫的角色就是盡力幫助病人減掉毒副作用，不要留後遺症。

中醫藥對放療有兩方面的作用：

一是增強療效。

二是減輕毒副反應。

增強療效是指用藥物增強腫瘤體對放射線的敏感性，加強治療功效。此外，中醫治療有助改善中晚期患者免疫功能低下的問題，提高免疫T細胞的作用。放療與中醫配合得好，效果會優於單純放療。

減輕毒副作用

1. 腫瘤患者放療時可能出現不同程度的放射性炎症，如皮膚紅腫、粘膜組織潰爛、肺炎咳嗽胸痛，患者不能耐受時就只好中斷放療。中醫治療可以減輕以上傷害。
2. 腹腔腫瘤、子宮輸卵管瘤，在放療中或放療完成後都有可能發生胃腸炎，出現惡心、腹脹腹瀉，甚至便中帶血。中醫認為這是熱毒損傷中下焦所致，可以清熱化濕，減輕放療帶來的不適。
3. 因肺癌、支氣管癌、乳癌進行放射治療，造成咳、喘、肺部損傷，中醫根據熱毒傷肺的認識，清熱解毒、養陰潤肺，可以減輕放射性損傷。
4. 白血球、血小板和中性粒細胞減少，是很常見的放療反應。情況嚴重時會被迫終止治療。對於這種骨髓抑制現象，中醫運用人參黃芪，可以有效減輕放療的副作用，尤其是盆腔放療。
5. 對於食慾減退、腸胃不適，影響到患者的營養和體力，中醫的對策是寬中理氣，降逆止嘔。

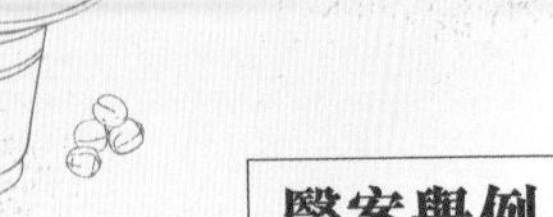

醫案舉例 1

子宮半切除加盆腔放療後中藥鞏固

一天，門外一位身形高大的男士帶着他的妻子心急火燎地走進診室，未見其人，但聞其聲：「醫生，我的太太真的病得很嚴重，做了手術，放療、化療都做齊了，到底還有甚麼辦法幫到她？別人推薦我來找您，您可一定要幫到她啊。」

待他們夫妻二人坐下來，他的妻子說：「還是我來說吧，醫生，我是1999年4月發現的子宮肌瘤惡化，年底切除了子宮和附件，進行化療。手術不是完全切除，保留了宮頸。手術至今2年了。但是這幾個月我發現陰道持續出血，做了宮頸塗片檢查，子宮頸組織異常，很擔心復發。趙醫師，您說中醫方面能幫到我嗎？」這就是醫生能從病人那裏收集得來的初始疾病信息，有時候顯得殘缺不全，多麼無奈。到底會不會是癌細胞轉移復發呢？不能下定論。手裏的病歷沒有甚麼醫學檢查結果，我反覆地看了患者的年齡，54歲，說道：「如果到了絕經期的年齡，荷爾蒙降低，憑我的經驗，不會出現太過嚴重的情況，你可以放心。」我推測這是宮頸細胞受HPV病毒反覆感染後，發生的子宮頸癌前病變，這個病可以治。她長舒了一口氣說：「您這樣講，我安心很多。最近我因為擔心病情復發，害怕再做手術，睡眠不好還伴有盜汗。」當時診察患者的舌脈，舌淡紅，苔薄白，脈細緩。

結合患者的主訴，六經辨證屬太陽經和少陰經合病。患者經過前段的手術和放療後，調養康復情況不夠理想，營衛失調，病邪再次在體內興風作浪。治則是調和營衛，扶正抑瘤。處方「黃芪桂枝五物湯」合「苓桂朮甘湯」加生牡蠣、重樓（七葉一枝花）、虻蟲。藥物治療配合針灸，兩個月後宮頸細胞檢查，結果變為正常了。平靜地過了3年，她宮頸細胞復查再次出現異常，我仍用「黃芪桂枝五物湯」為主方，配合適當的扶正抗癌藥物，再次治好了她的宮頸病變。

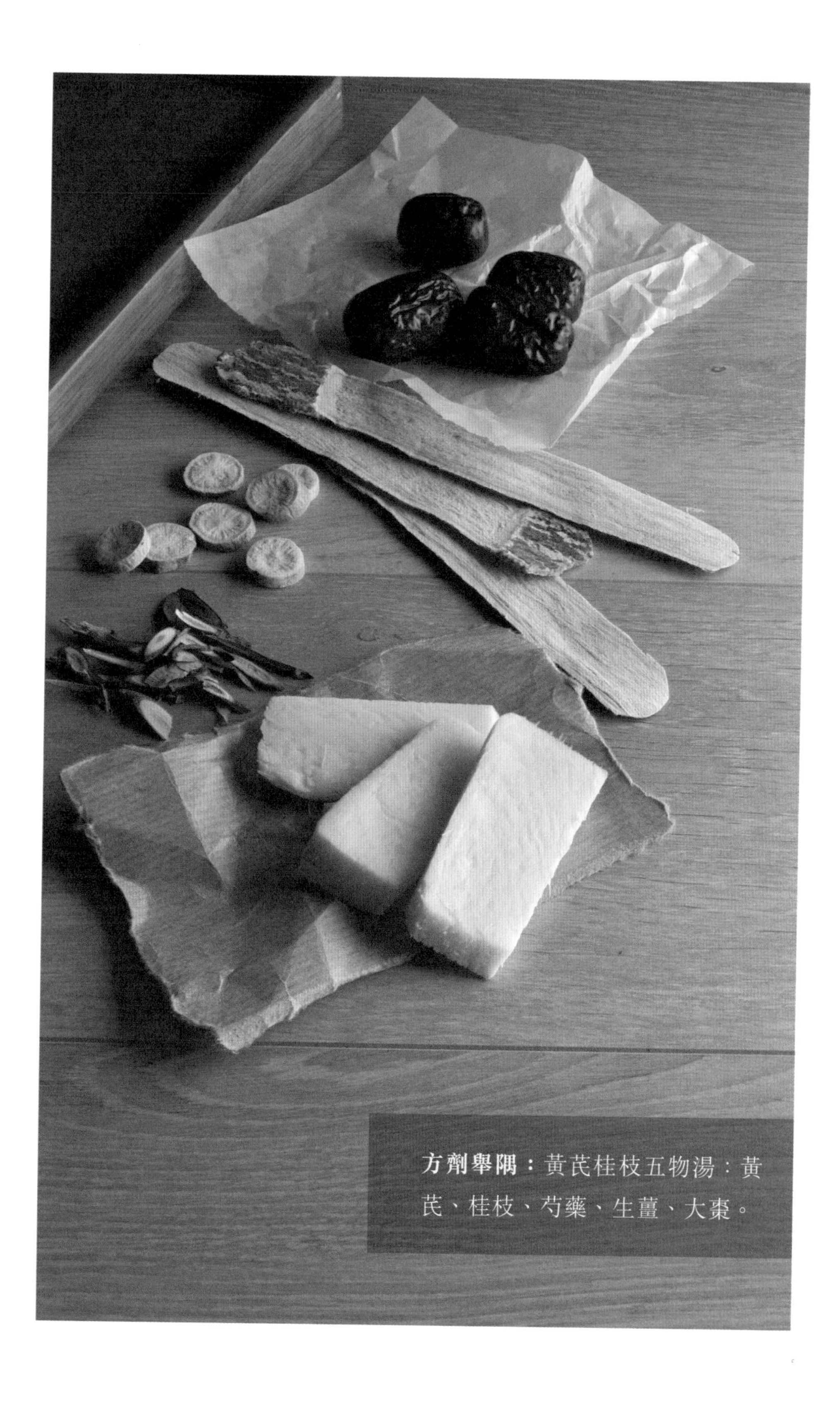

方劑舉隅：黃芪桂枝五物湯：黃芪、桂枝、芍藥、生薑、大棗。

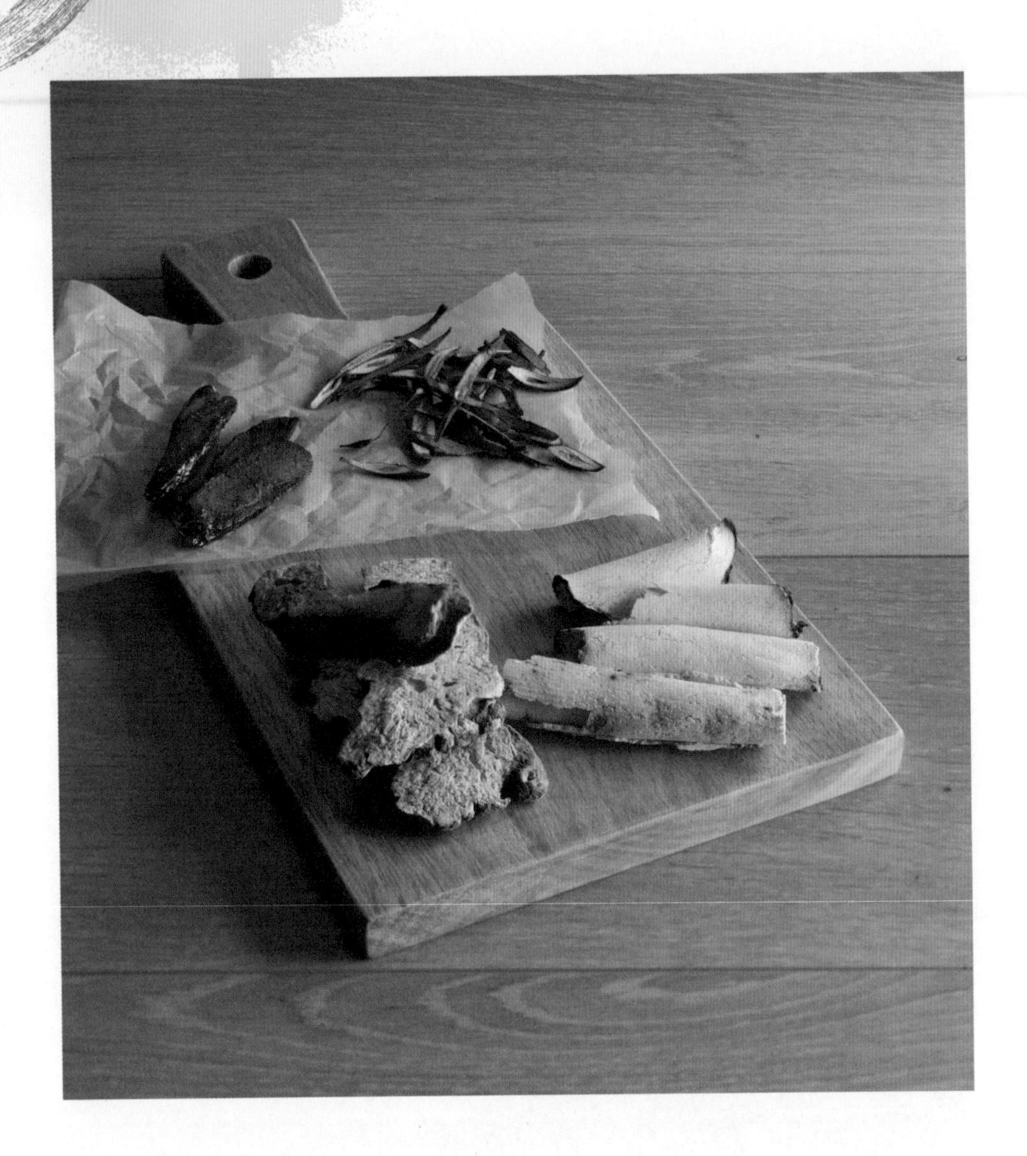

- **苓桂朮甘湯：**茯苓、桂枝、白朮、甘草。
- **經驗分享：**黃芪桂枝五物湯出自《金匱要略》，具有益氣溫經，和營通痹的功效；配伍苓桂朮甘湯溫陽健脾滲濕；加牡蠣收斂固澀，重樓解毒抗癌，虻蟲逐瘀消癥，對本案患者經歷手術、放療後，提升免疫力很是「給力」，療效顯著，三番兩次迫使異常的細胞回復至正常。

醫案舉例 2

鼻咽癌放療長線追踪病案一例

鼻咽癌在香港是多發疾病。放射治療是最有效的方法。經常有患者憂心忡忡地問我：「已經排咗期去電啦，嗰啲野係唔係好毒㗎，我受唔受得吖」。我回答的不是安慰的話，是實話實說，鼻咽癌在香港治療效果之好，醫生技術之成熟，穩坐世界最頂尖位置。如果你還是擔心放療對身體傷害大，你可以吃一段時間中藥調理，既可以提升免疫力，又可以減輕毒副作用。

C 小姐是一位 30 歲的女病人，未婚，得知患鼻咽癌的剎那，差一點就崩潰了，眼看着打拼得來的前途和幸福已探手可得，卻被癌魔無情撕碎，她百般糾結，怎麼也找不到一個心理支點。是在聽到我前面的那番話之後，她才重燃希望，決定去治療的。患者放療前，曾經出現兩側頸淋巴結腫大，脈細弦，關脈沉，舌淡紅，苔薄白，證屬陽明經病，熱毒相搏，處方「薏苡附子敗醬散」加長白山人參、石斛、白英、五靈脂、連翹、浙貝母、牡蠣、石見穿、馬鞭草、壁虎。

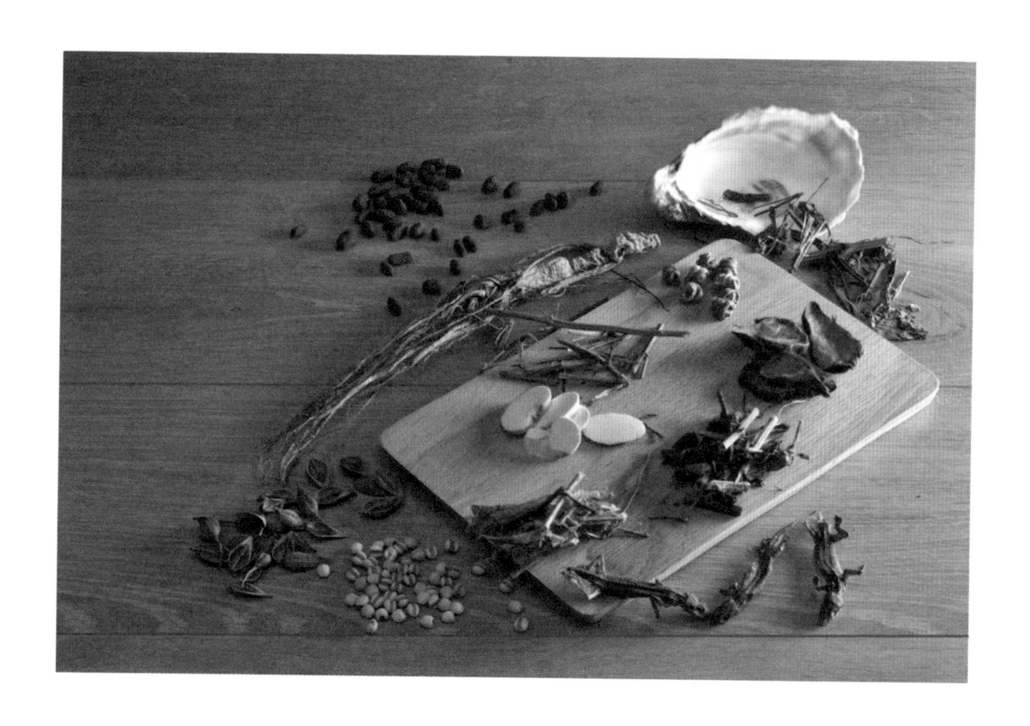

主方「薏苡附子敗醬散」以附子驅動敗醬草的清熱排膿之功，薏苡仁搜刮清毒，配伍扶正驅邪，軟堅散結諸藥，對患者實現了真正的減毒增效，輔助放療發揮抗癌效用，患者服五劑，淋巴結消腫明顯，繼而再服三十劑收功。

5年後，她再次出現在診室，把自己拾掇得亮麗起來，已經與5年前判若兩人。我笑著説：「我幾乎認不出你了，劫後重生你好像找到了屬於你的幸福？」她點頭，真正從放療後遺症恢復過來，要2到3年時間，她做到了。2年前結了婚，一切安好。最近覺得左耳耳鳴，夜深人靜時會伴高頻音，影響睡眠。聽覺神經受損，可能與鼻咽癌放療有關，我對她說：「我建議你結合針灸治療，效果比只吃中藥好很多。」她怕針，心中糾結得很厲害，眼定定地盯住一支支銀針，最終都接受了。針灸穴位：百會、四神聰、睛明、印堂、迎香、耳門、聽會、外關、合谷、氣海、足三里、陰陵泉、三陰交、太衝。每三日針灸一次。

口服藥以「甘麥大棗湯」「甘草附子湯」「苓桂朮甘湯」三方相合。本例針灸與口服藥並施，耳鳴於一個月後解決。

化療的作用機理是通過藥物影響DNA、RNA、蛋白質合成和分裂等，殺傷癌細胞，或者阻礙它增殖。

絕大多數化療藥物，在殺傷腫瘤細胞的同時，對正常細胞同樣有毒害作用，容易造成胃腸道損傷，白血球和血小板下降、肝腎損傷、末梢神經損害、口腔潰瘍、脱髮等。較遠期的毒性，是影響生育能力，影響內分泌。

由於化療毒副作用對人體傷害較大，病人常常視為地獄式治療，僥倖完成的人也覺得心有餘悸。但是畏縮是沒有用的。有一件事使我難忘。我有一位一直視作兄長的親戚患腸癌，手術成功了，接着我提醒他化療，可是條件優越的他，一來以為手術已經可以根治，二來不想受化療的苦，對別人的建議不以為然，出院後徑直回家去了。一年後，發現癌細胞肝轉移，雖然住進條件最好的醫院，找了大名鼎鼎的醫生，也無力回天了。在末期病床上，我曾經用一條「小半夏湯」，只有區區兩味藥，緩解他的腹脹嘔吐，當時他似有所悟，對中醫表示欣賞，但是為時已晚了，令人扼腕嘆息。我經常勸患者聽醫生的忠告，該化療就化療，其他的事讓我來幫助你。

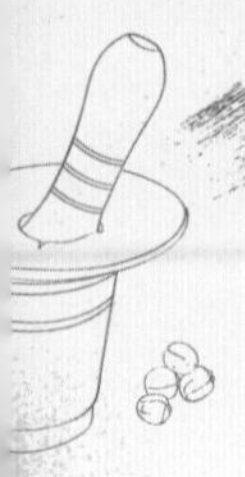

醫案舉例 3

舌癌—重劑量化療後中藥治療

X 女士，42 歲，商人，來自東南亞某國。已婚，育有兩名子女。病人是我老朋友的表妹，天生自帶東南亞人的樂觀基因，好像椰林的薰風一樣，一吹過來就引得滿屋笑聲。不説她有病，還真不像是病人，爽朗健談，豐肌秀骨，診所姑娘們一下子就和她混熟了，除了説話的時候吐字有一點點不正，誰都沒有把她和病人聯想到一塊兒。花了這些筆墨來描述這位朋友，其實是為了定格她的良好狀態，與她化療後的狀態作一個比較。她有一份喜愛的工作，正當她開足了馬力加油幹的時候，一側舌頭開始潰瘍不癒，起初以為是虛火，沒想到三個月過去，不但不見好轉，一側頸部淋巴還長出了結節，推這個結節是推不動的。我感覺情況不妙，就據實相告。

她帶上一點短暫治療的中藥回她的祖國，一邊服藥一邊作檢查，等結果出來一看，很不幸真是患了舌癌，病程第三期。再來香港私家醫院複檢一次，還是同一個診斷。病灶已經擴散到喉部深層肌肉組織和右側頸部淋巴，患處潰瘍流膿，疼痛不願吞食，舌體腫大，流涎，患側臉腫。當時她的脈證符合厥陰經病，我為她處方「甘草瀉心湯」加浙貝母、生牡蠣、白英、守宮，一邊中藥治療一邊準備接受手術。服藥後口腔潰瘍疼痛減輕，創面改善，心情和精神不錯。一場舌癌根治手術進行了近 10 個小時，情況是很殘忍的，舌頭切除了一半，喉部病變組織也進行了清除，病人沒有辦法説話，也不能進食，只能由鼻飼管餵流質，情緒極度沮喪。手術後 10 天，開始化療，按病情需要使用了重劑量化療。

一連串的治療使原來身體硬朗的她垮下來了，體重掉了 20 磅，她拒絕進食，不斷地嘔吐痰涎，見到熟人朋友，欲語無聲，淚自先流，每走幾步路就扶着牆喘氣。想起一段小品文：「朝夕哀臨，每一發聲，未嘗不絕倒，柴毀骨立，見者哀之」。寫的不就是她嗎。家屬難過得圍着她團團轉，不知所措。若不果斷出手，還算個中醫嗎？我來不及多想，張口就說「麥門冬湯加石斛」。吩咐快快將藥煎了，由鼻飼管餵下。處方如下：麥門冬三錢、薑半夏二錢、長白人參一錢、炙甘草錢半、粳米一兩、紅棗一枚（大）、霍山石斛二錢。重症時一天服兩劑。結合針灸，終於挺住了化療全過程。病人帶着兩個月中藥，回家鄉調養。一年後檢查，血液指標正常，除手術遺留創傷之外，生活質量尚算不錯。

- **方劑舉隅：** 甘草瀉心湯：炙甘草、半夏、人參、乾薑、大棗、黃連、黃芩。
- **麥門冬湯：** 麥冬、人參、甘草、粳米、大棗、半夏。
- **經驗分享：** 「甘草瀉心湯」來源自《金匱要略》，是在「半夏瀉心湯」原方基礎上增量緩急安中的甘草，治上熱下寒，心下痞硬者。對口腔潰瘍有卓效。以此方配合有抗癌效用的藥物，緩解病情惡化，贏得時間過渡到根治手術和化療。「麥門冬湯」同樣來源於《金匱要略》，方中麥冬為一味補虛潤燥藥，也有健胃鎮咳等作用。佐以人參、甘草、粳米、大棗補中益氣，半夏下氣逐飲，故此治裏虛津虛，虛火挾痰而致之證，有良效。

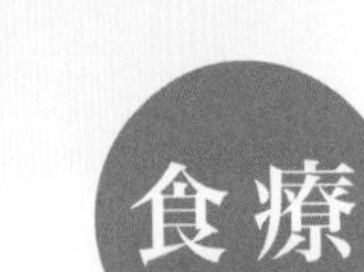

食療

石蓮蛋白奶糊

材料：

石蓮子 15 粒，湘蓮子 15 粒，鮮雞蛋 2 個，鮮奶 250ml（一盒小號紙包裝奶），冰糖適量。

做法：

1. 石蓮子去殼磨粉，湘蓮子浸軟用攪拌機打成糊狀，雞蛋去蛋黃，蛋白留用。
2. 先用兩碗清水將兩種蓮子一起煮，不時攪拌，煮成粘糊狀時，放入冰糖，再放蛋白和牛奶拌勻，煮沸熄火，適溫服食。

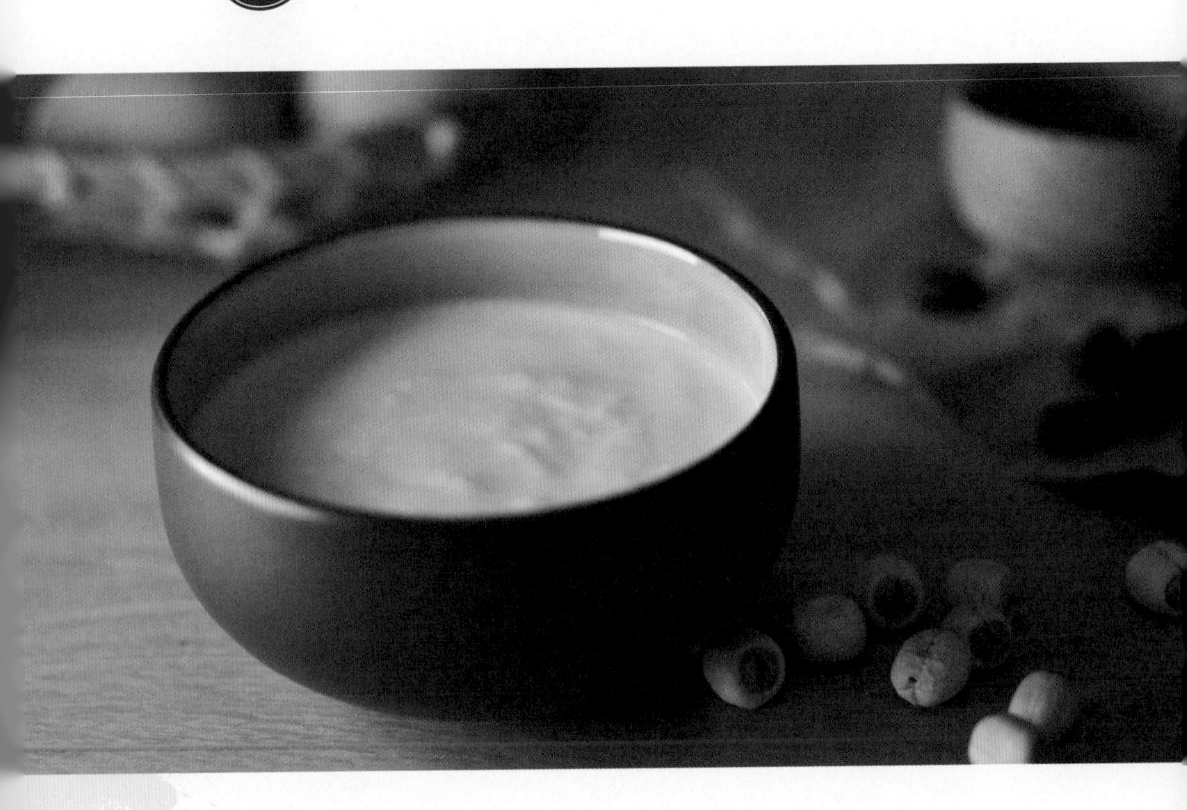

醫案舉例 4

淋巴癌化療後中醫康復治療

X女士，年齡46歲，已婚，2015年X月到診。病人數月前診斷患淋巴癌，隨即接受化療。期間咳嗽氣喘，經檢查發現右肺積水。好在能夠堅持到療程完成，朋友陪同下前來調理。初診時，發燒頭痛，精神疲倦，咳痰，氣喘，口乾口苦，睡眠和食慾均差，大便秘結，三天至四天一次，舌淡無澤，苔白厚，脈細緊。辨證為陽明經病，裏積實熱，瘀結化癰。治則：清裏實熱，祛瘀散結。方選一首「大陷胸丸」，藥有四味：大黃、葶藶子、芒硝、杏仁。加金蕎麥、藤梨根、白花蛇舌草、五指毛桃，每日服一劑，結合針灸，以三十日為一個療程。治療後症狀逐漸減輕，繼續服中藥針灸，配合健康飲食和運動鍛煉，肺積水逐漸消失，其他症狀也一一解除。

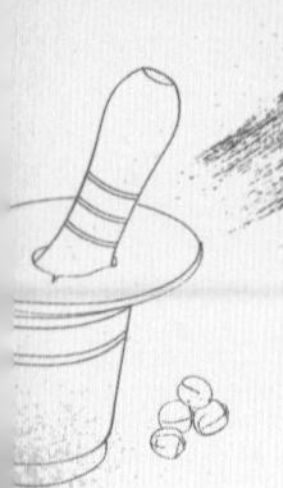

食療

貓爪草煲乳鴿陳皮

材料：

貓爪草 4 錢，陳皮 1 角，乳鴿 1 隻

做法：

貓爪草洗淨，陳皮浸軟，乳鴿劏好洗淨切成塊，用適量清水煲 1 小時，飲湯食肉。

經驗分享：淋巴癌化療後的不適，主要是熱毒傷津傷血。「大陷胸丸」有大黃、芒硝、葶藶子、杏仁，功效通大便，利小便，清裏實熱，祛瘀散結。配合清熱解毒的抗癌藥白花蛇舌草、金蕎麥、藤梨根等，治療本案患者有良好療效。

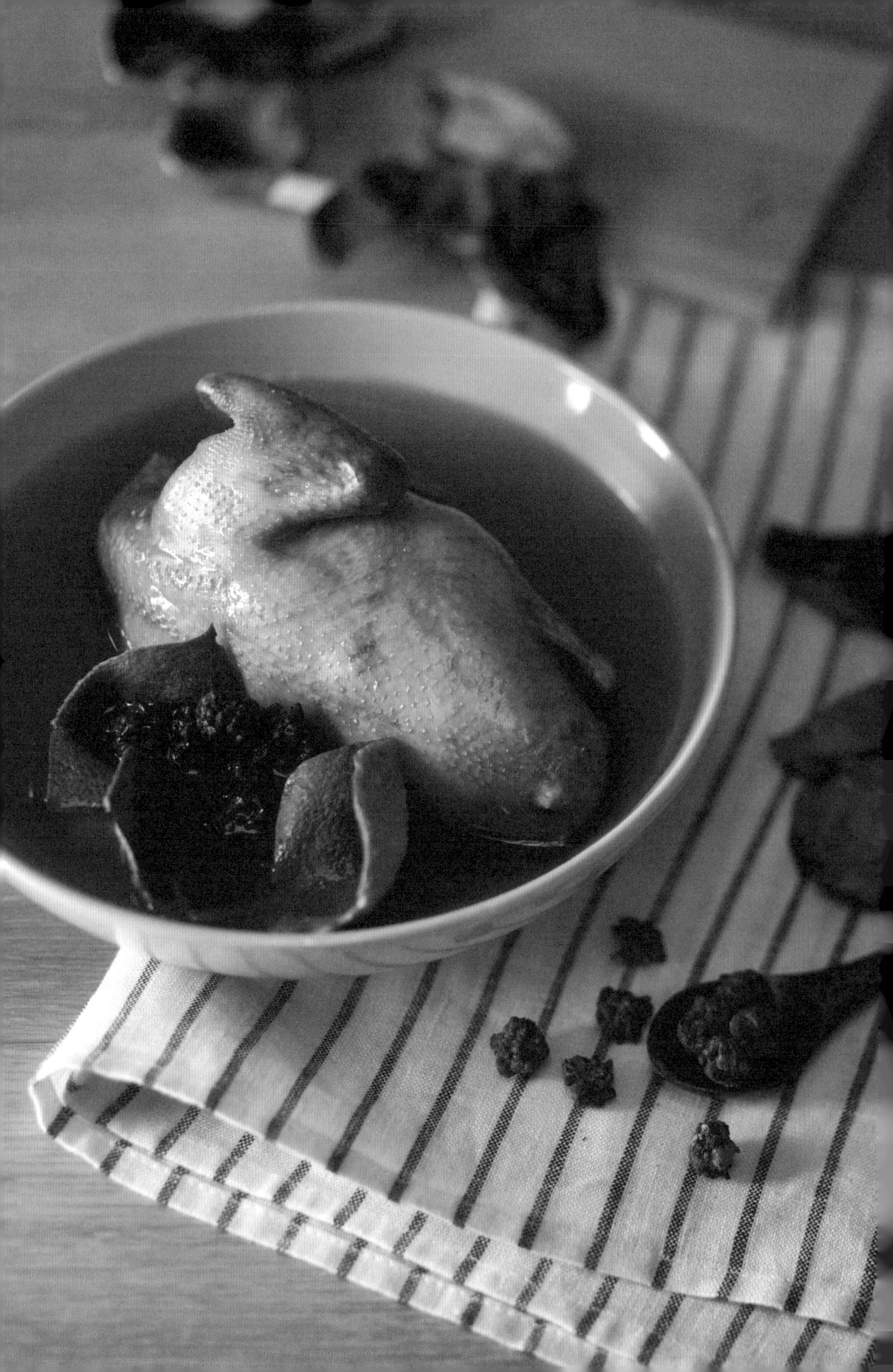

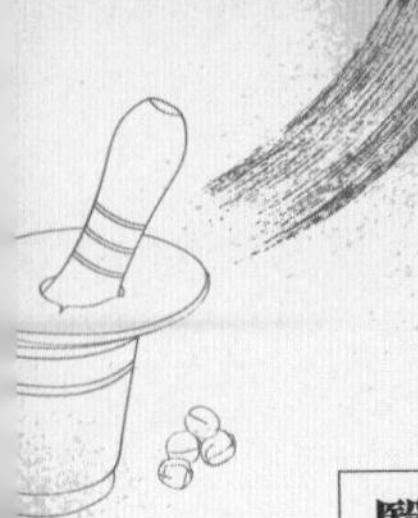

醫案舉例 5

肝癌晚期經肝動脈化療後中醫治療

某先生，年齡 71 歲，已婚，退休人士。患者有多年飲酒史，四年前因肝硬化導致食道靜脈曲張出血。兩年前檢查發現晚期肝癌，兩種致命性疾病同時存在，因肝腫瘤很容易生出新的血管，惡性細胞沿着血管到處亂竄，舊的病灶未治好，新的又可能在其他部位發生，手術治療已經不適合。西醫替他採用了經肝動脈灌注抗癌藥物的化學治療。這種治療方法，需要經外科手術植入特殊導管，風險是導管阻塞、發炎，優點是可以增加抗癌藥物對腫瘤的用藥濃度，使患者獲得較長存活期。經過肝動脈化療後，患者兩足腫脹，右上腹脹痛，小便呈深黃色，血壓偏低，心律不整。舌質紅，苔白帶黃，脈沉緊，證屬陽明經、太陽經合病，濕熱傷肝，瘀毒壅積。

治則：清裏實熱，祛瘀散結。以「茵陳蒿湯」合「五苓散」為主方，常用加減藥味有長白人參、霍山石斛、田基黃，每日服二劑，治療期兩個月。調理後上腹脹痛消失，尿黃褪去，精神好轉，癌指標 CA199 減低，總膽紅素下降至接近正常值。目前患者仍然健在，沒有明顯的病徵。

食療

元肉靈芝鷓鴣湯

材料：

元肉（龍眼肉）5 錢，野山靈芝 5 錢，鷓鴣 1 隻，生薑 2 片

做法：

鷓鴣劏好洗淨切塊，靈芝切片，將以上材料放入燉盅內，注入滾水適量，隔水燉 2 小時，放入食鹽調味，趁溫飲用。

方劑舉隅：茵陳蒿湯：茵陳、梔子、大黃

五苓散：豬苓、澤瀉、白朮、桂枝、茯苓

難點分析：經肝動脈注入化療藥，要經過嚴密觀察確定病人情況已經穩定，以西醫中醫溝通良好為先決條件，才適宜中醫加入。

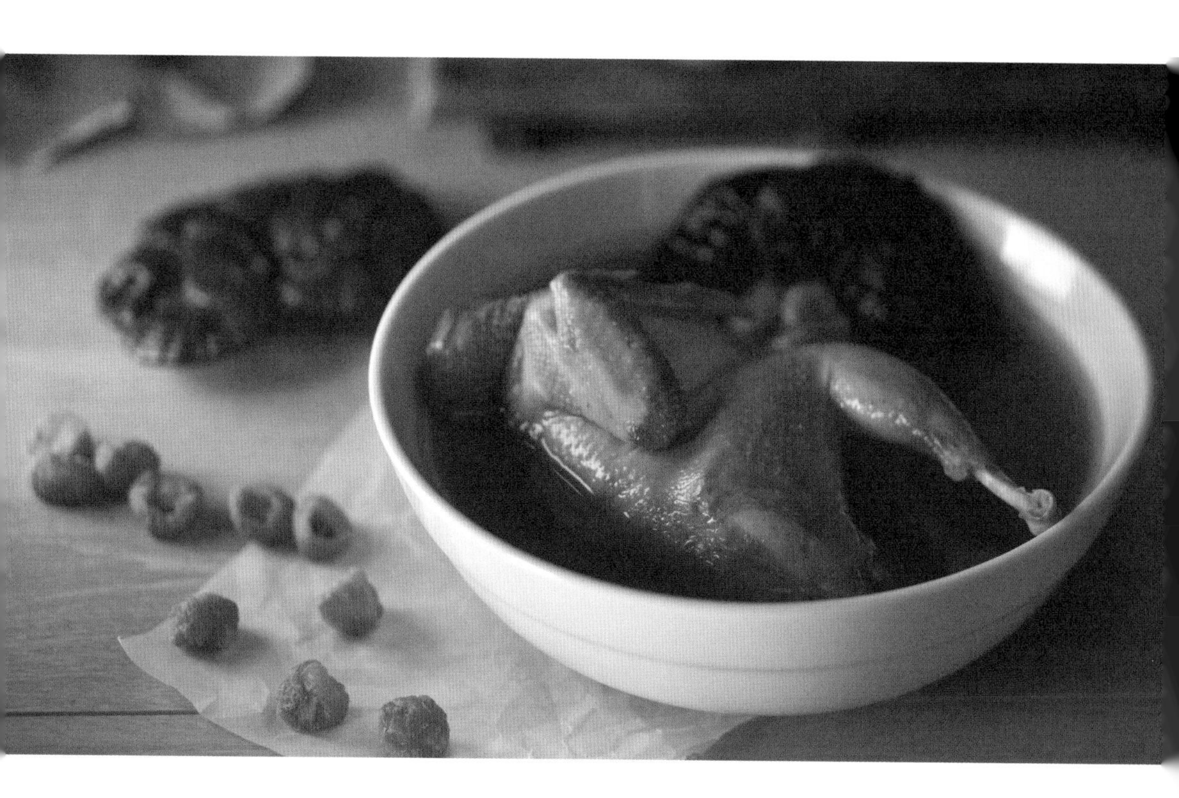

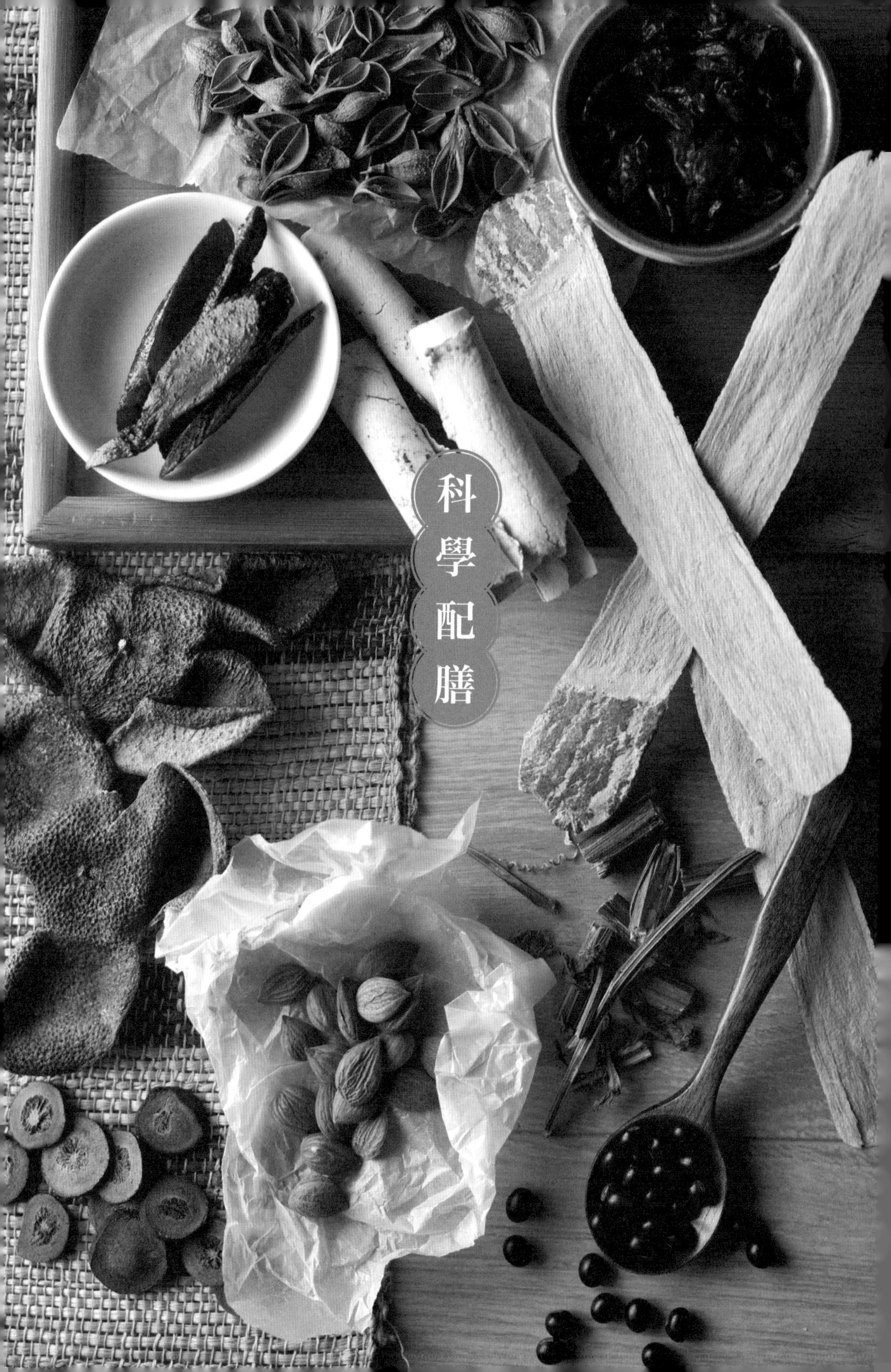

科學配膳

科學配膳

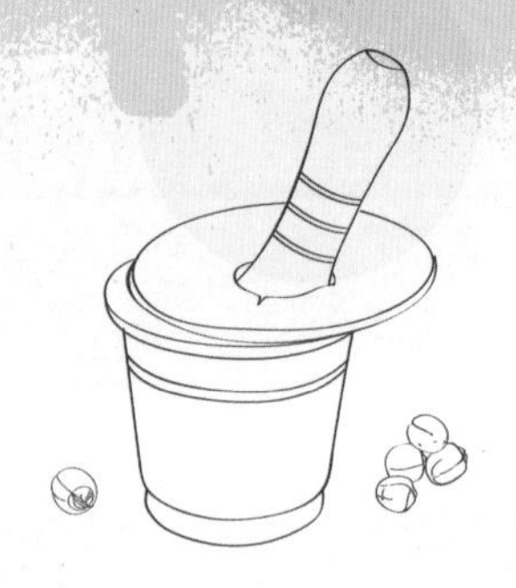

惡性腫瘤在生長過程要大量消耗養料，病人由於營養不良而導致重要的器官衰竭，很多中期、晚期病人常常出現氣血兩虛。因此合理地安排飲食，管理好病人的營養，才可以保證各種治療方法的實施，既使治療方案正確，營養也要跟得上才能收到預期的效果。

我國古代的醫事制度中，已經有專門管理飲食衛生的職能人員，稱為「食醫」，專門負責研究疾病的飲食調養和食物烹調方法。中醫認為，食物之所以具有某種療癒作用，是因為它們本身有性味的偏勝，我們利用食物的不同性味，對疾病採取正治、反治（意即順勢而治，或對抗治療），使人體返回到陰陽平衡的狀態，這就是食療的意義。

經常有患者問我：「醫師，我應該吃甚麼？戒吃甚麼？如何作飲食調理？」這說明大家已經注意到飲食對疾病治療的重要性。中醫主張因人因時，趨宜避忌，意思就是重視患者所患腫瘤的特性，患者的體質，地理氣候以及正在採用的具體治療措施，選擇合適的食物。

配膳從以下幾個方面考慮：

根據中醫的祛邪法則和扶正法則

祛邪方面包括清熱解毒法、活血化瘀法、除痰散結法。

清熱解毒的食材有：苦瓜、綠豆、牛蒡、荷葉、冬瓜、蘿蔔。病人在化療期間邪熱熾盛，可以用「苦瓜黃豆排骨湯」佐膳，也可以用「綠豆雪梨水」做飲料。

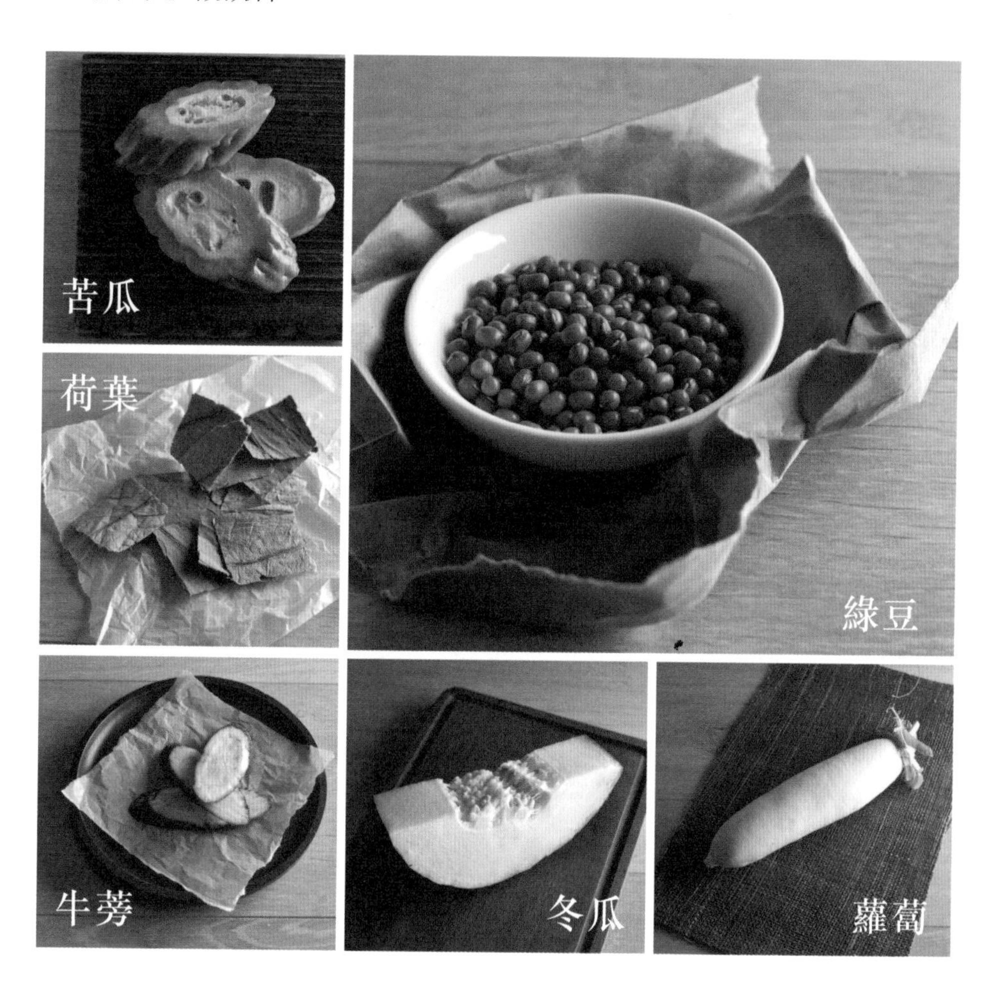

活血化瘀的食材有：赤小豆、山楂、益母草、月季花、田七。屬於瘀結型的患者可以用「田七燉雞湯」、「桃仁薏仁山楂露」作藥膳。（體虛、正氣不足者慎用）

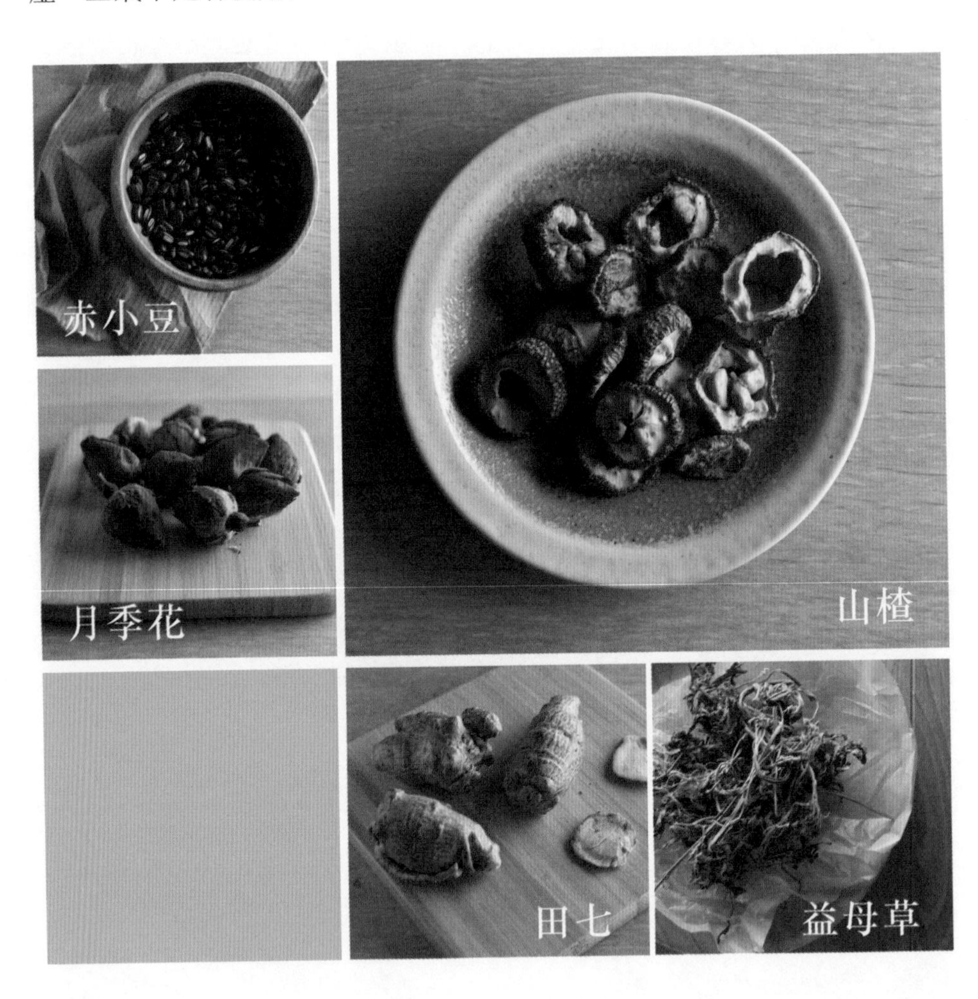

除痰散結的食材有：海藻、昆布、紫菜、蠔、扇貝。甲狀腺腫瘤患者可選用「紫菜蠔仔湯」、「瘦肉元貝海帶湯」做日常食用。

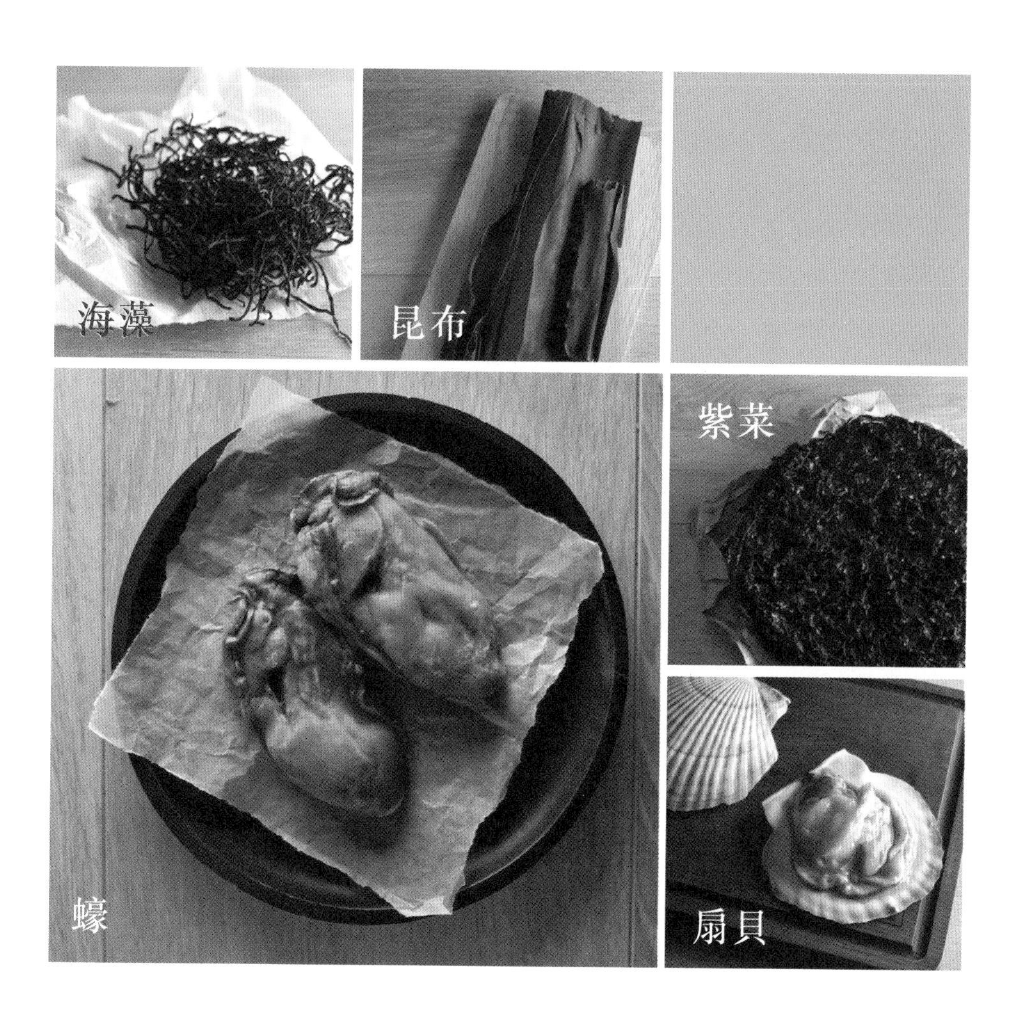

扶正方面的食材常常是藥食共用的食物，常見第一類有人參、黃芪、淮山、紅棗、蜂蜜。

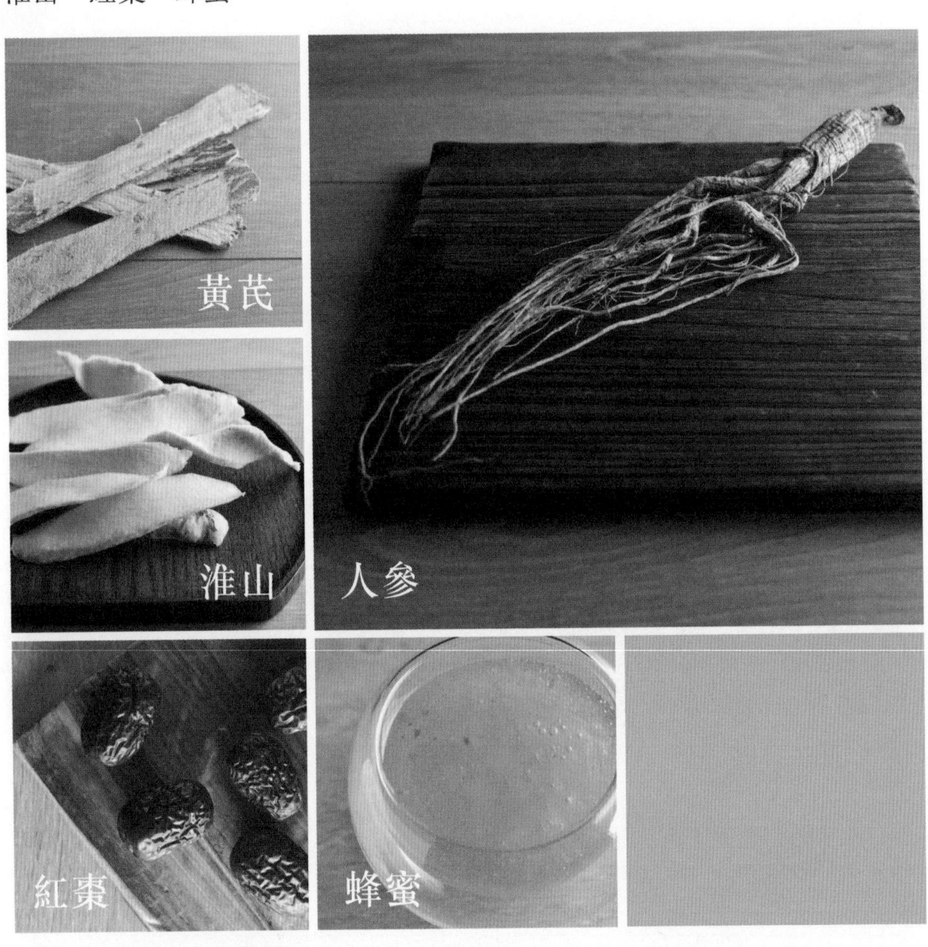

第二類有鹿茸、冬蟲草、核桃。

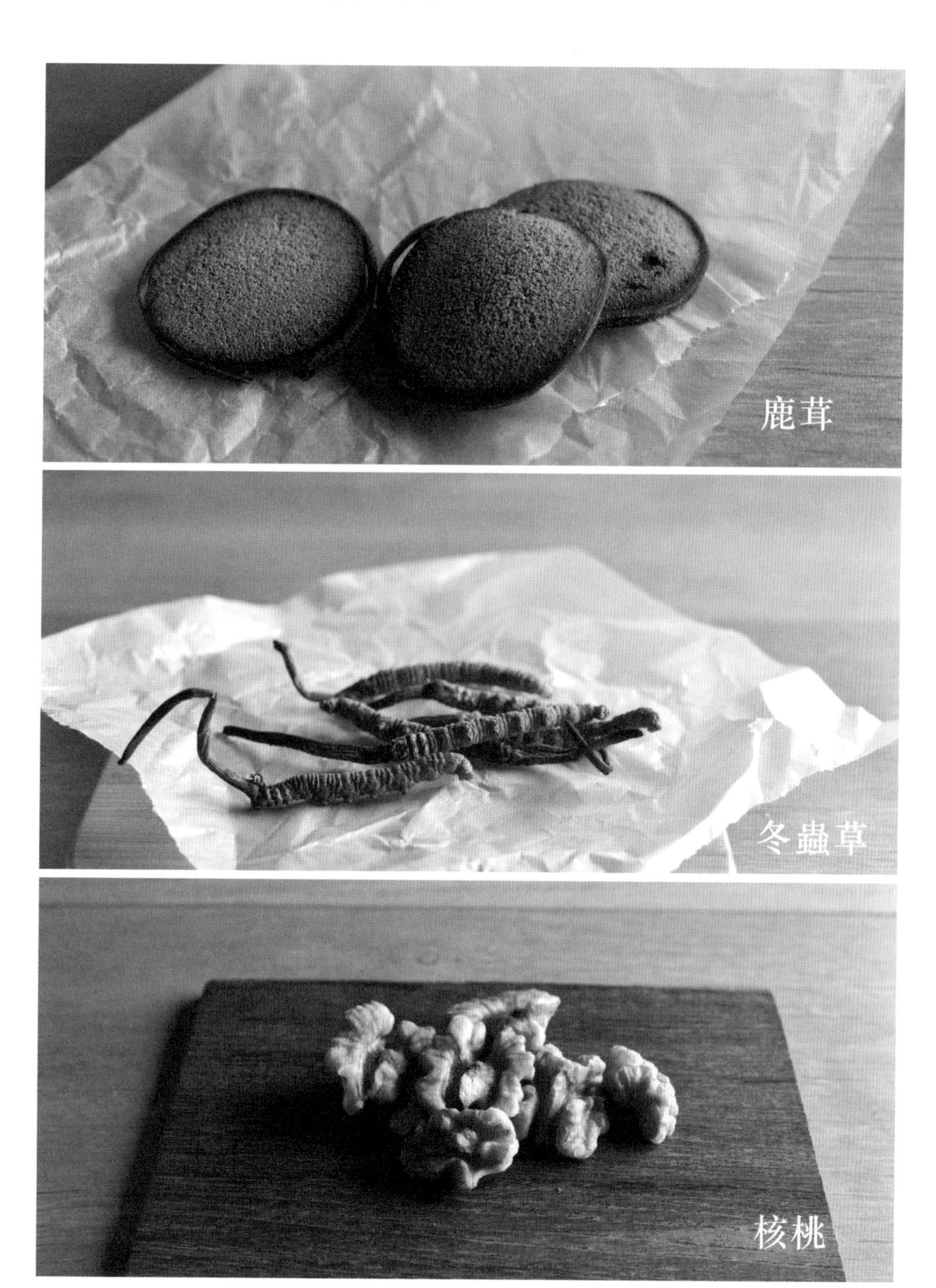

第三類有阿膠、元肉、當歸、石斛、沙參、玉竹、百合、靈芝。可以按中醫辨證配膳，患者體質屬陽虛、氣虛或血虛者，分別按第一、二、三類選用。

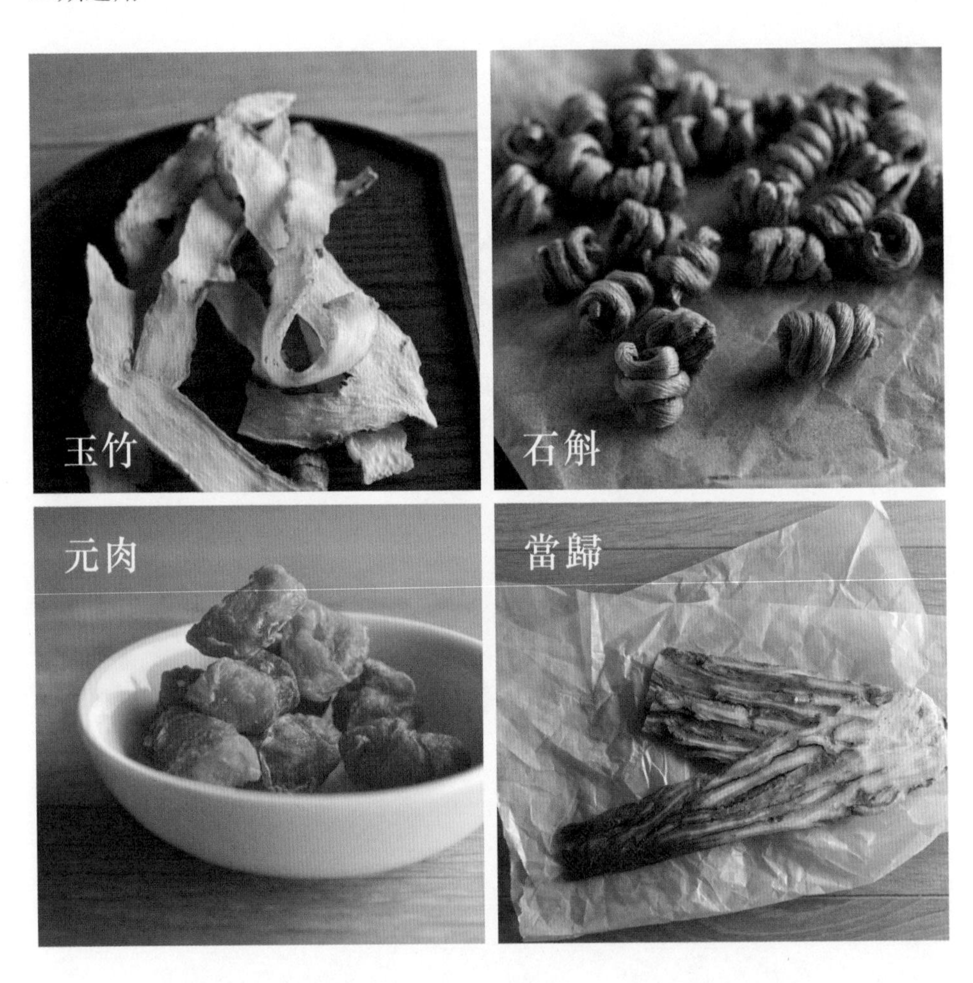

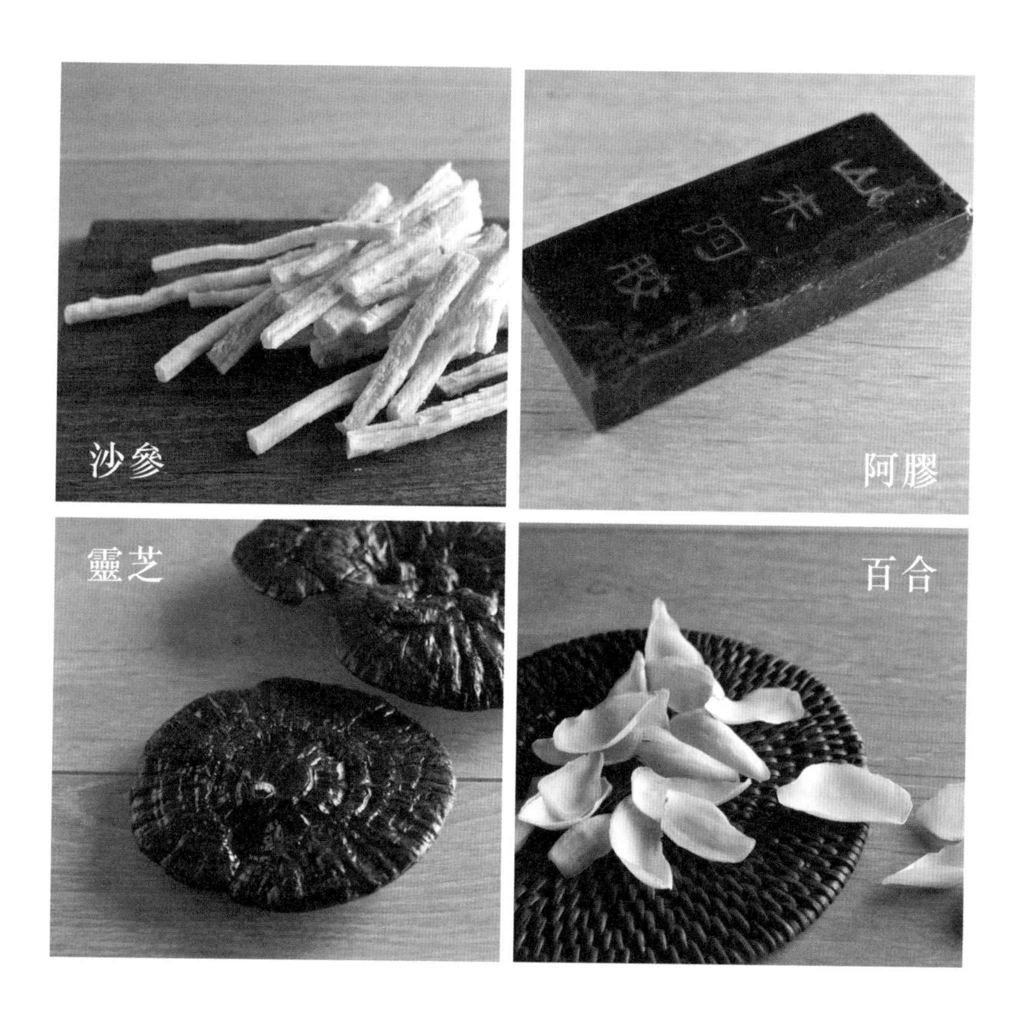
沙參
山東阿膠
阿膠
靈芝
百合

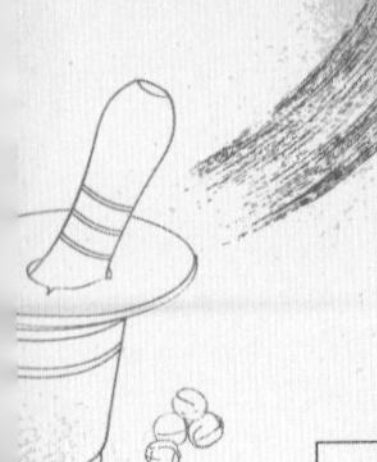

根據病期與病證配膳

甚麼是病期？通常可以分為誘導期、原位期、浸潤期、播散期。

誘導期是指從致癌因素演變成癌所需時間。

原位期是指癌細胞局限在上皮層內未突破基底膜的最早階段。

誘導期和原位期是早期階段，這兩個時期的不當飲食，嗜用煙酒，喜食霉變、醃制和熏烤食物與致癌有關。如果想減低癌症的風險，就應少吃或不吃這些食物。反過來説，提倡多攝入維他命B族、蛋白質、碳水化合物。

發展到浸潤期，臨床上可以檢測到癌細胞迅速增殖，通過淋巴、血管形成轉移。蔓延到其它部位和器官，就成為播散期。這時飲食調養僅是次要作用。有效的治療手段更為重要，例如手術、放化療、標靶和免疫治療。

按病證配膳：根據病種的不同選擇合適的食物。放療、化療和手術治療各有不同的飲食宜忌。放療熱毒傷陰，多用清熱生津的食物；化療引起骨髓造血功能障礙，用補腎生髓的食物；手術後傷氣留瘀，選用補氣養血的食物。

放化療階段的飲食

放射治療在消滅癌細胞的同時，對正常細胞產生生物效應，身體的正常組織亦受到一定的損害。例如肺癌、食管癌、乳腺癌放療可能出現肺炎，子宮頸癌放療可能引起直腸炎（腹瀉）和膀胱炎（尿頻尿痛和血尿）。

在放療過程中，建議多吃富含蛋白質、維他命和清潤的食物，食物品種宜多樣化，易於消化。在放療完成後，出現貧血或白血球明顯下降者，在膳食中加入人參、黃芪、女貞子、枸杞子、紅棗有補血作用。

化療對消化系統的損害最顯著，常見症狀有惡心嘔吐、腹瀉、食慾不振、口腔潰瘍，其他副作用還有損害肝臟、血尿、周圍神經炎、白血球減少。怎樣吃，是有講究的。如屬邪入營血者，宜涼血養陰；腎陽虧虛者，宜溫腎益氣。

提升白細胞的有黃芪、黃精、女貞子、枸杞子、菟絲子。

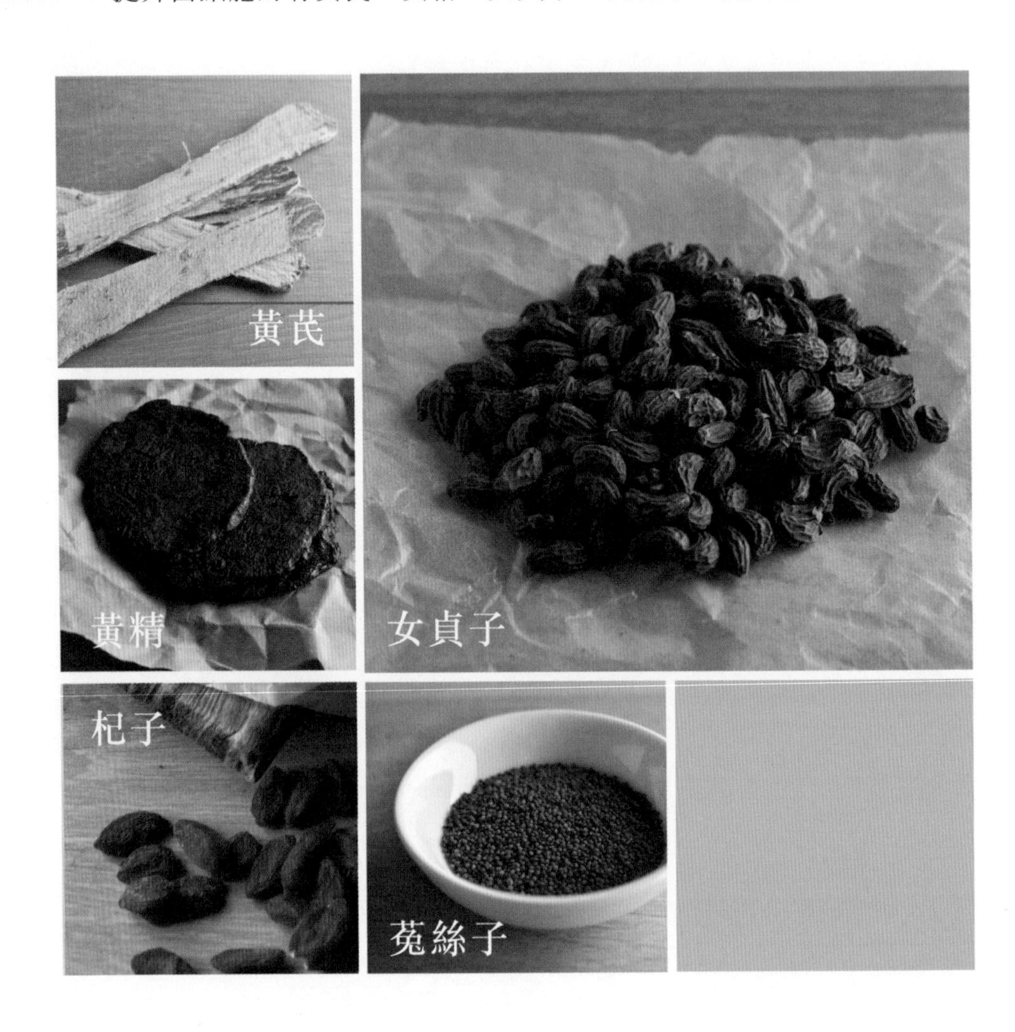

提升紅細胞的有當歸、紅棗、黨參、阿膠、杞子、元肉。

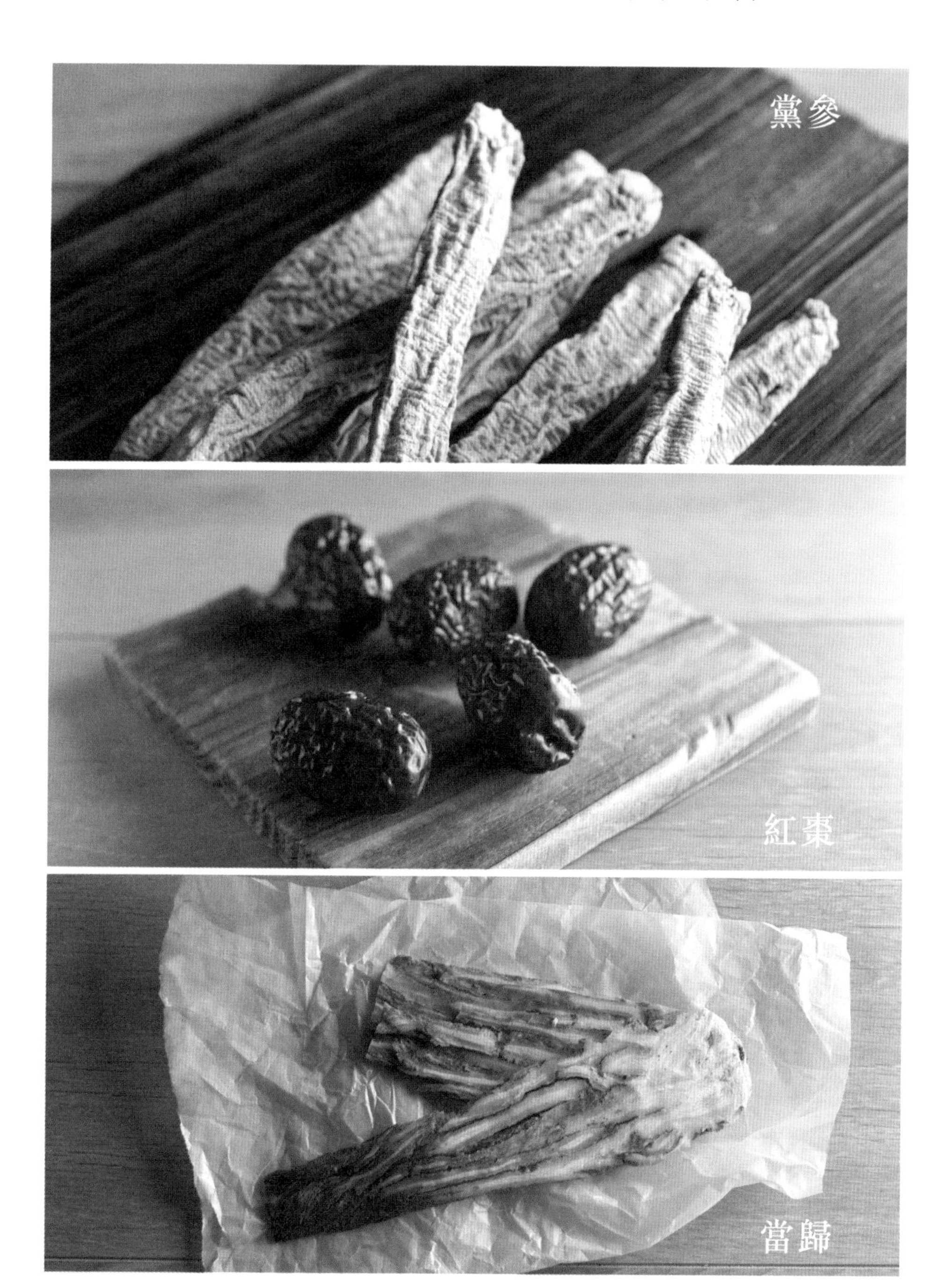

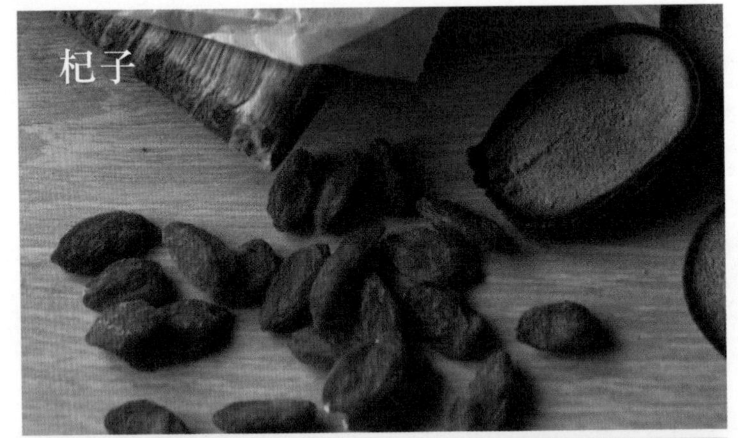
杞子

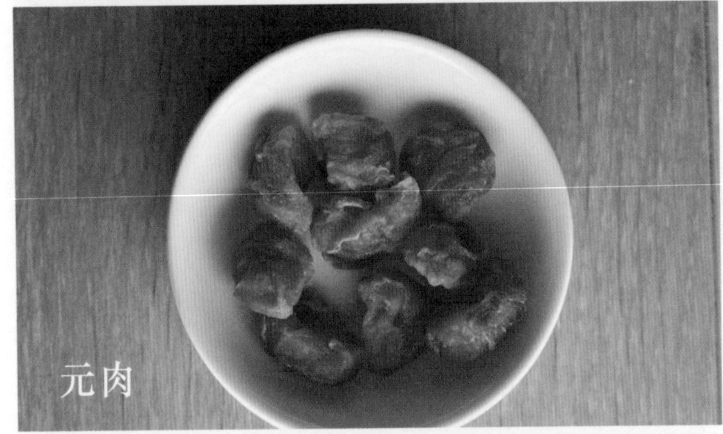
元肉

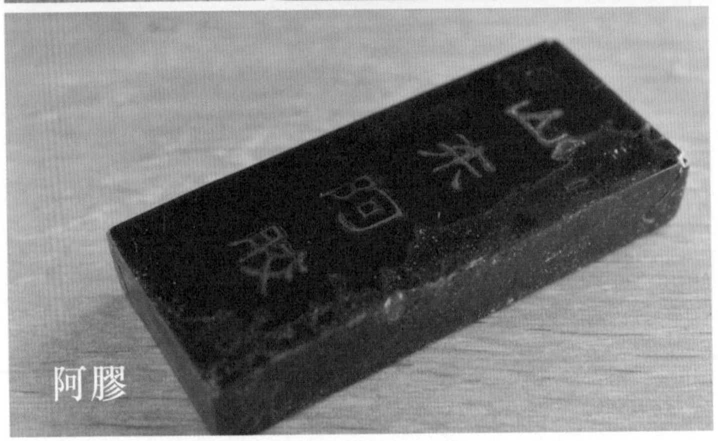
阿膠

提升血小板的有山萸肉、女貞子、龜膠、黑豆。

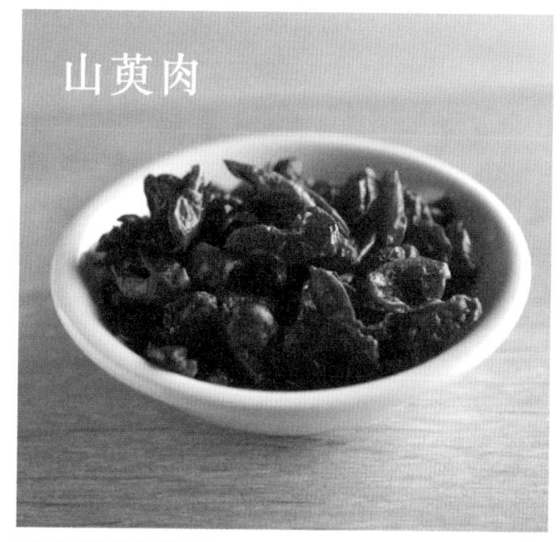

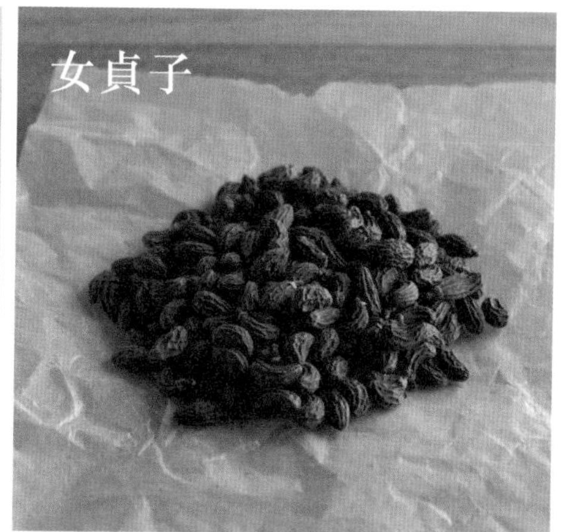

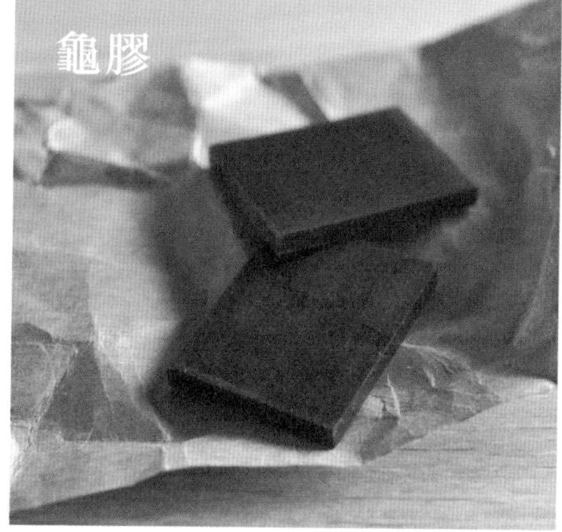

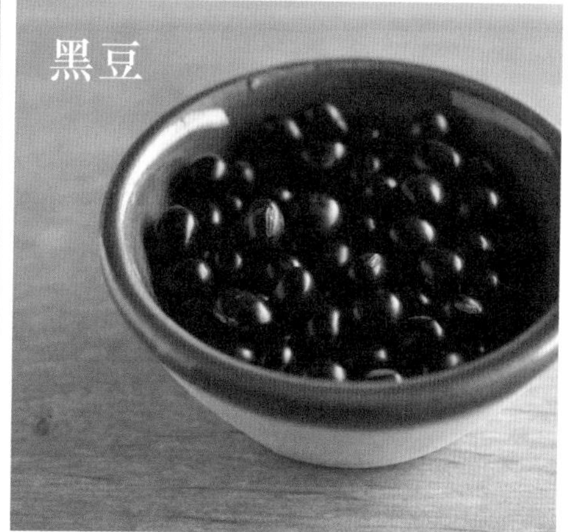

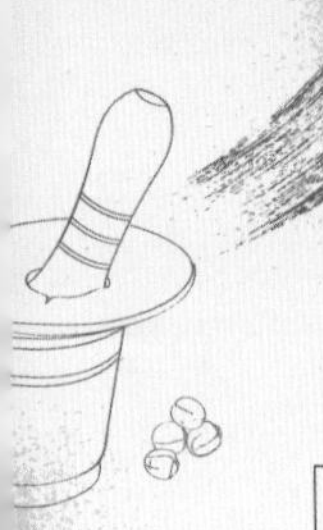

哪些「發物」不應該吃？

「發物」指能引起舊病復發、新病加重的食物。

癌症病人，有哪些東西應該戒食？坊間常常有人說海參是「發物」，大閘蟹是「發物」，到底甚麼食物是與癌症發病相關，甚麼食物吃後使病情加重，甚麼會引起已經緩解的病情復發？

從中醫的觀點看，「發物」指辛辣燥熱，多脂肪重調料，以及劣質的水產生物等。還有誘發癌症的黃曲霉素、亞硝酸鹽，甚至檳榔。黃曲霉素常見在發霉的花生當中。亞硝酸鹽存在於醃菜、熏魚熏肉、鹹魚、罐頭食品裏面。

癌症病人應該戒吃哪些食物，與癌所侵犯的臟腑有關，與癌的特性有關。根據有限的調查資料顯示：在癌症治療後康復者或緩解者的經驗中，60% 以上認為適當戒口有利於康復，37% 以上認為不宜吸煙飲酒，不能吃煎炸食物、高刺激食物（辣椒）、大熱食物（羊肉、炸蝦）。紀錄顯示有慢性白血病患者飲酒引起復發的病例，有腸癌患者吃大閘蟹引起復發的病例。因此，煙、酒、蝦、蟹、羊肉、公雞、蠶蛹、大閘蟹等可以視為「發物」，不宜吃。所有發霉、腐爛、煎炸、葷腥的東西，患者未必每吃一次就一定舊病復發，但是有些病人對某一類食物較為敏感而易「發」，出現腹痛、發熱，使病情加重，使體質進一步虛衰，誘發癌症的復發。

我們提倡戒吃發物，但是範圍不應該無限擴大，弄得杯弓蛇影，病人因噎廢食。例如雞、鵝、鴨、豬蹄、魚類、海參、花膠這些食物，有些病人認為是「發物」不可吃。其實海參、花膠富含優質的膠原蛋白，鮑魚、各種海洋魚類都是癌症病人的營養食品，豬蹄與豬肉性味相同，只是較肥膩不易消化吸收，偶爾吃一點不必大驚小怪，雞、鴨、鵝也不必戒吃。（《本草綱目》、《本草逢原》有相關記載。）當然，古人認為雞鴨鵝不必戒吃，是因為當時禽畜養殖都是以天然養殖方法，與今日不盡相同。患者可以根據自己的耐受能力，適量進食，淺嘗即止。

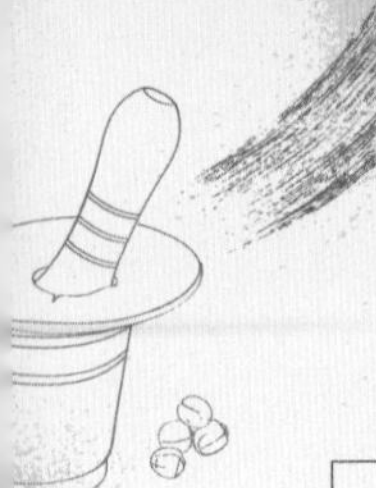

食物性味巧搭配

中藥具有寒熱溫涼四氣，辛甘酸苦咸五味。食物也不例外。根據食物的屬性，凡是用於治療陽性熱證的食物，多數帶有寒涼性，例如蘿蔔、冬瓜、芹菜吃了能清熱，苦瓜和綠豆可以瀉火，白茅根能涼血。用於治療陰性寒證的食物，多數具有溫熱性，例如糯米、韭菜、蒜具有溫陽作用，羊肉和生薑能散寒，烏梢蛇能溫經通絡，蔥白解表，胡椒溫中止痛。

如果按味道來認識食物的功用，可以分為五味：酸、苦、甘、辛、鹹。它們的作用分別為：酸收、苦降、甘補、辛散、鹹軟。

酸味食物收斂止瀉、生津，常見有梅子、烏梅、馬齒莧。

苦味食物可清熱瀉火，常見有苦瓜、苦蕎麥、芥菜、茶。

甘味（甜味）食物滋養，例如蜂蜜、飴糖。

辛味食物解表，行氣，例如薑、蔥、辣椒、花椒。

鹹味食物具有軟堅散結功效，如海蜇皮、海帶、昆布。

這五種味的食物，中醫又將它們和五臟的關係編好了對號入座的位置圖：「辛入肺，甘入脾，酸入肝，苦入心，鹹入腎。」讀者可以試着揣摩一下怎樣吃對身體更有益處。再多瞭解一點食物之間的相宜或相忌，也就是食物配伍是協同作用，還是拮抗作用。

譬如化療熱毒灼肺時，燉秋梨百合羹，秋梨和百合兩物共奏清肺熱功效。又譬如很多人都會喝的生薑紅糖茶，紅糖溫中和胃助力了生薑散寒，成為一對好的組合。這些就是相宜相須的配伍。食物的拮抗作用有時也可以通過巧妙配搭，變害為利，例如蒜與扁豆同煮，可以消除扁豆的植物血凝素不良作用；生薑與魚同食，可以減輕某些魚類可能引起的皮疹。掌握了食物的相畏相惡配伍，患者就可以有更豐富的食譜，不再懼怕「開口就吃錯」了。

類似的手法可以說數之不盡，例如，煮薏米粥加幾顆紅棗，叫做「攻補兼施」；煮苦瓜放蒜和胡椒，防止苦寒過偏，叫做「寒熱並調」。同理，還有「升降並舉」，「散收同用」等配伍原則。

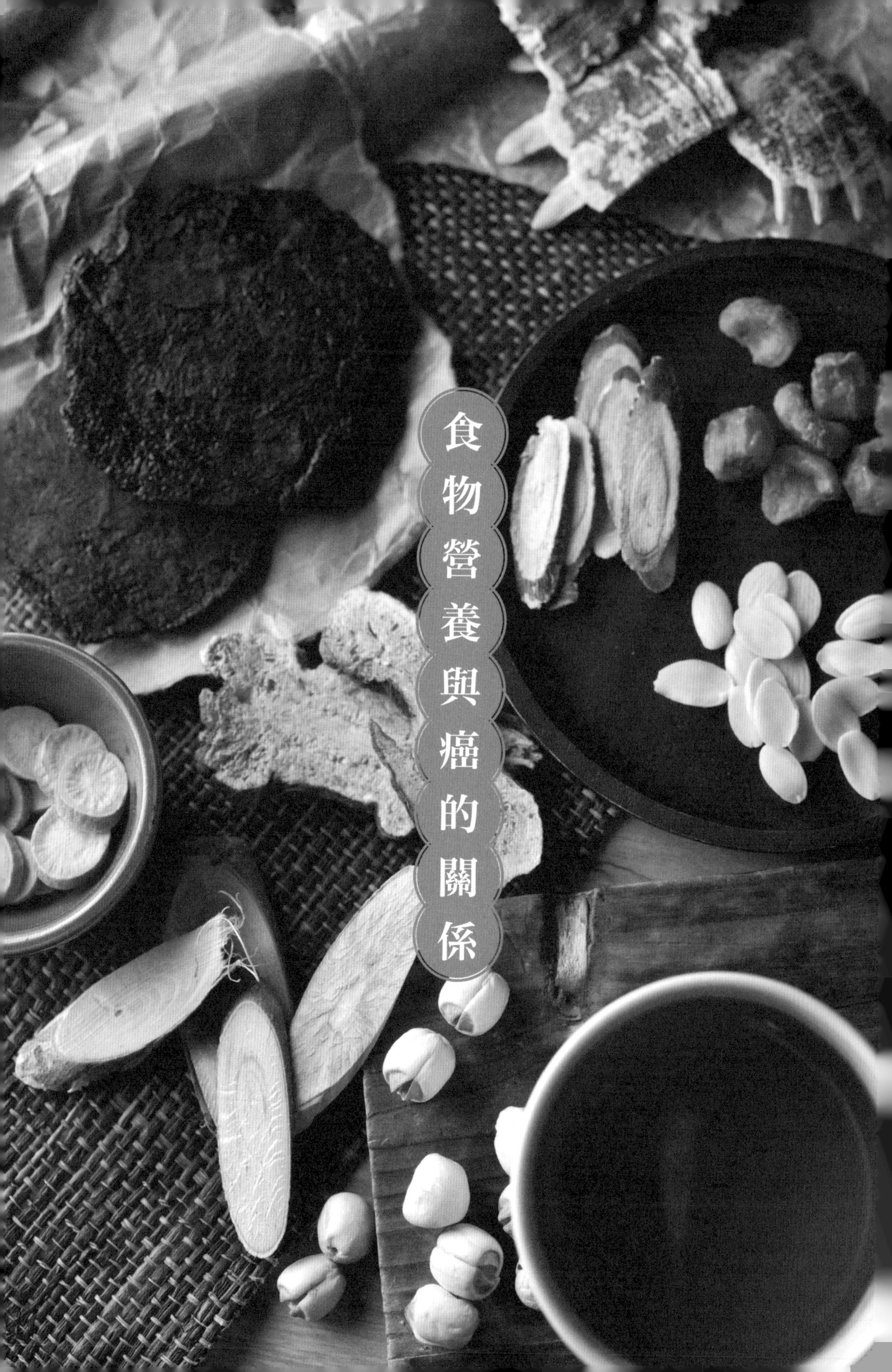

食物營養與癌的關係

食物營養與癌的關係

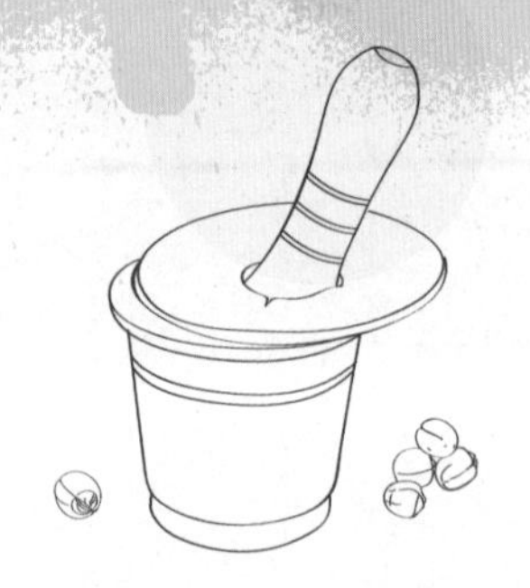

食物的營養成份與癌症的關係非常複雜，目前依據有限的研究結果，難以一概而論。因此這一章裏面，我們着重探討，不下定論。

食物營養主要有幾個方面組成:脂肪、蛋白質、碳水化合物、維他命、礦物質（微量元素）。

脂肪與癌症

喜歡吃高脂肪、高蛋白、低纖維的西方人，與習慣吃穀物、高纖維蔬菜、低脂肪的東方人相比，結腸癌、乳腺癌、前列腺癌的發病率明顯高企。研究對照顯示：北美、西歐地區，人們每日食物中脂肪含量平均在 120 克以上，亞洲、非洲地區平均 60 克以下，前者大腸癌高發，後者少得多，如果按飲食習慣將人們分成三個區域，北美西歐地區、東歐地區、亞非地區，三者比較，發病最低是亞洲非洲。經常進食油炸食物的人患結腸癌的風險較大。不過脂肪並非直接致癌的罪魁，而是人們多吃脂肪刺激膽汁酸分泌，使大腸內的菌種發生變化，為膽汁酸轉變為致癌物質提供了條件。

對於女性來說，長期高脂肪飲食對身體是有害的。動物性脂肪與乳腺癌的發生有關，原因尚未明朗。有一點值得注意，已患乳腺癌的病人，如果總脂肪和飽和脂肪酸的攝入越多，治療失敗率越高。就是說，高脂肪飲食習慣的人，一旦患乳癌比較難治癒。

對於男性來説，前列腺癌與脂肪攝入量有關係，尤其是動物性脂肪。在日本，60 多年來，飲食中的脂肪比例一直在增加，男性前列腺癌死亡率也在增加。

蛋白質與癌症

大家都知道蛋白質是營養。不過研究腫瘤的時候，發現它不只是營養物質那麼簡單，它與癌症的關係錯綜複雜，資料顯示，蛋白質對癌症發生有一定的影響，但比脂肪影響小。據有限的研究顯示，動物蛋白質攝入量增多與乳癌、腸癌有聯繫；大量高蛋白、高脂肪飲食會增加胰腺癌發病率。

個人觀察，香港人的飲食習慣不屬於過分偏重動物蛋白質，因此不必刻意限制，只需注意提高優質蛋白質的比例，以滿足身體功能的要求。

碳水化合物與癌症

將碳水化合物與癌扯上關係，似乎有點牽強，向來不太引起人們重視。仔細分析，有些因素還是不能忽略的。食物中的碳水化合物主要包括澱粉、單糖和膳食纖維。

澱粉來自於穀物和馬鈴薯，日常吃的米飯、粥、麵包、薯仔、薯條都屬於澱粉類。膳食纖維廣泛存在於水果、蔬菜、地下根塊植物（蕃薯）之中，單糖食品指食用含糖製成品。

澱粉類食物一般對癌症沒有甚麼影響。偶爾有一些特殊的例子，引人注意，聯繫到有可能澱粉攝入量大，影響胃酸分泌，降低了胃對致癌物質的對抗能力。有一個罕見的病例，夫婦二人都是香港原居民，習慣長期以麵包為主食，而且買的總是同一個牌子，年紀不算大，六十歲上下就因患胃癌雙雙去世。他們曾嘗試探討澱粉類食物對癌症的影響，但是沒有確定的答案。

黃豆、豌豆、糙米、蕃薯（紅薯）也含有豐富的膳食纖維。在飲食結構當中，當膳食纖維下降到 5%，腸癌的發病率顯著增加。因此多吃水果蔬菜、糙米豆類，可以排毒防癌。

進食大量的含糖加工製成品，對健康不利。建議控制在總熱能的 10% 以下。（假如一個年輕人一天需要 2500 千卡熱量，甜食最好控制在 250 千卡之內）。

食鹽與癌症

高鹽食品、鹽漬食品和胃癌的發生有一定關係。當日本國民的食鹽攝入量大幅降低的同時，胃癌的死亡率也明顯下降。

維他命與癌症

維他命A、β-胡蘿蔔素具有防癌作用。人的身體如果缺乏維他命A，呼吸道、消化道腫瘤的風險相對增高。

維他命C的抗癌作用已經得到了多方的證實。有一點要注意：水果蔬菜保持新鮮完好，維他命C含量才穩定可靠。

維他命E，是天然的抗氧化劑，還與微量元素硒有協同作用功能，清除人體的氧自由基，加強防癌作用。

維他命B2、B12、D、K亦有不同程度的腫瘤抑制作用。

微量元素與癌症

甚麼是微量元素？它們是人的身體不可缺少的物質，包括鋅、銅、鐵、錳、鈷、鉬、碘、硒、鉻、鎳、錫、硅、氟、釩，我們每天的需要量僅以毫克或微克計算就夠了，只佔人體重量的0.1%或更少，所以叫做微量元素。在這14種元素之中，硒受到的關注比較早，有近一百年了。西方研究發現硒對人體腫瘤有抑制作用，主要是它具有抗突變、抗氧化作用，促進致癌物質在人體內消亡，抵抗細胞增殖。食物營養不均衡的人群，低硒狀態可能增加腫瘤的風險。如今有一些地區由於它的地理特點，種植土壤和水源富含硒元素，產出的穀谷、蔬菜、蛋類含有較高的硒元素，受到消費者歡迎。

鈣元素對直腸癌高危人群或有幫助。某些研究顯示，口服鈣對人的結腸黏膜有益。鈣的攝入量建議每人每日 800 毫克。有些喝奶會過敏、口服鈣片胃又不舒服的人，可以多吃海魚，小條的海魚也無妨，因為浮游在海面的魚類接受陽光較充足，形成維他命 D 在魚肉裏，吃魚就可以吸收維他命 D，為身體補充鈣質。

如果缺乏銅元素和錳元素，或者會使腫瘤發病率增高。

相反，鎳元素、鐵元素、鋅元素過多，可能有一定的致癌性。

鉻元素的化合物，例如鉻酸鹽，長期接觸，癌症的發病率可能增高，例如皮毛加工廠、電鍍廠工人。人們常常說的重金屬致癌，就是這個道理。

砷又叫做山埃，接觸砷的化合物可以致癌，普通百姓都知道山埃有劇毒。但是，聽人說山埃可以治癌。它是不是傳說中的一柄雙刃劍呢？有點道理。砷能夠破壞染色體結構，干擾細胞分裂，用砷治療慢性白血病已經研究成功。

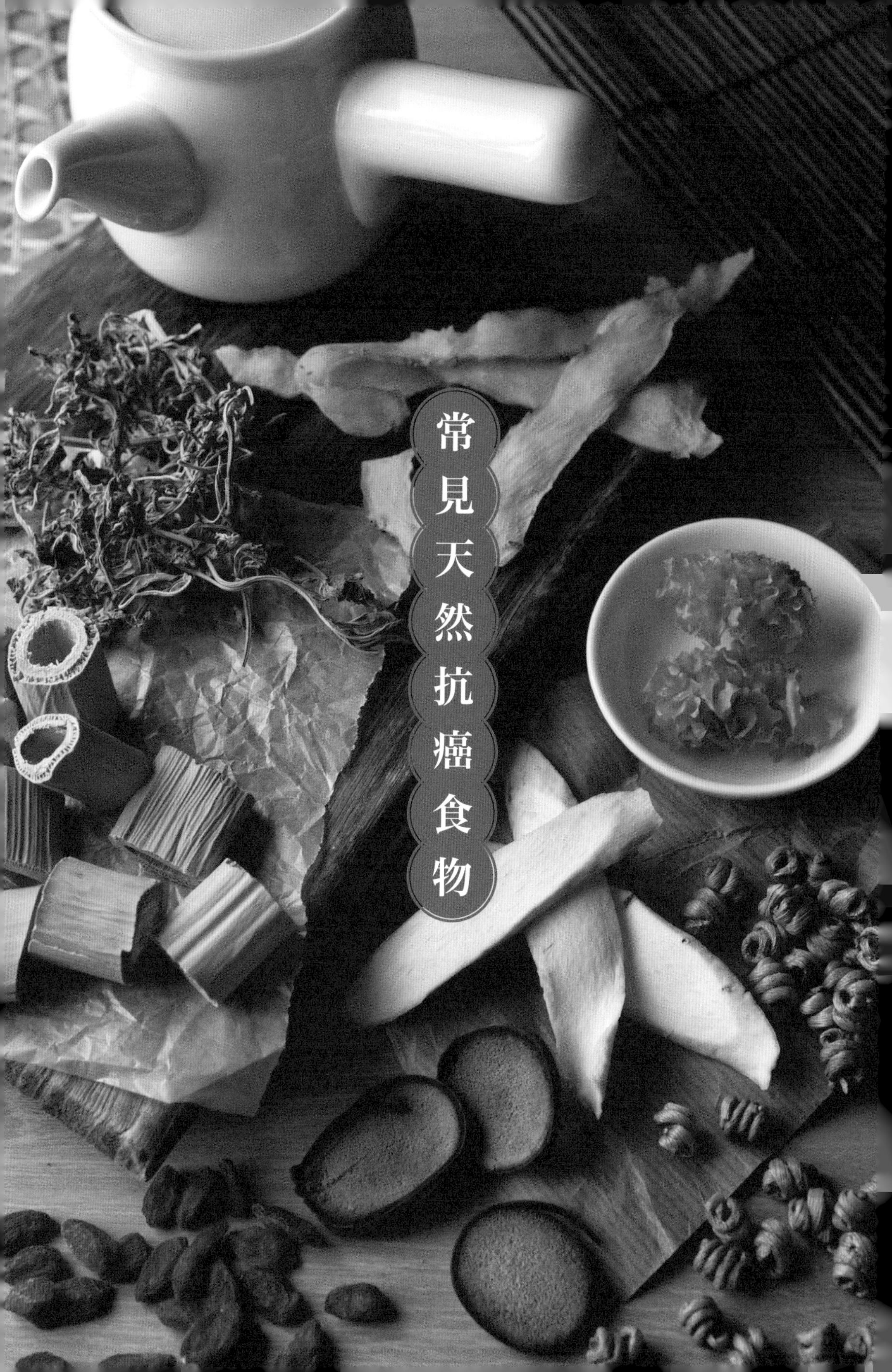

常見天然抗癌食物

常見天然抗癌食物

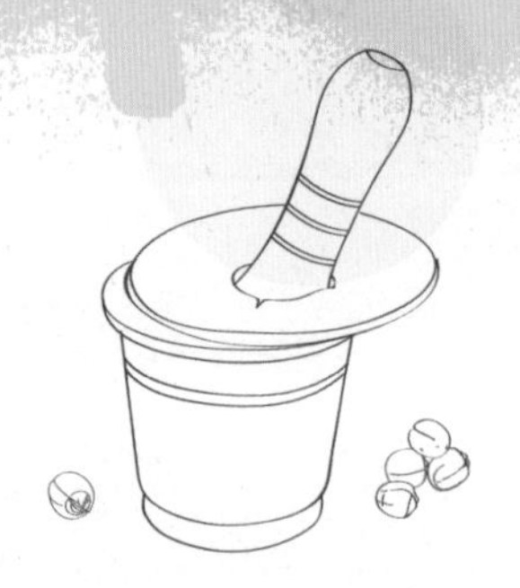

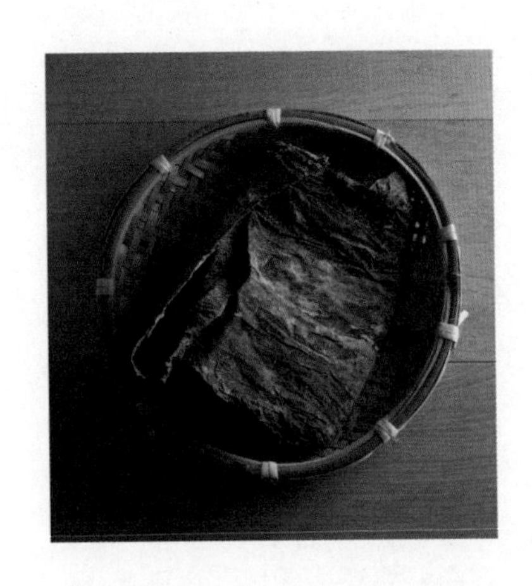

海帶

好評指數：★★★★★

海帶又名昆布，富含微量元素碘，常吃有助預防乳腺癌。海帶還含有海藻酸鈉，能夠透過化合作用將人類身體中致癌的鍶、鎘元素排除。

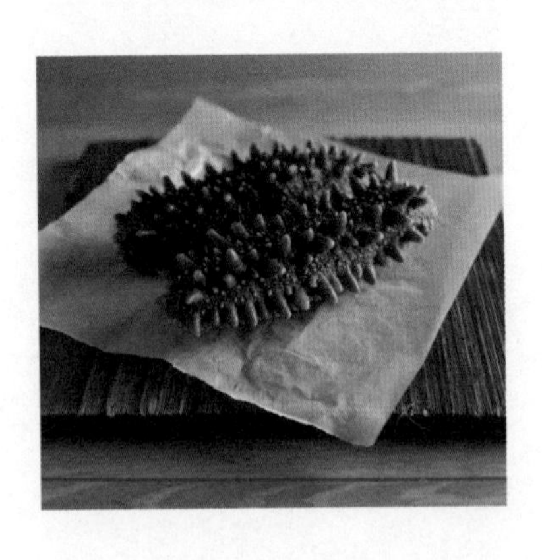

海參

好評指數：★★★★★

海參含有海參素、酸性粘多醣等物質，抑制癌細胞轉移，尤其是皮膚癌。中醫認為它補腎益精。

龜板

好評指數：★★★★★

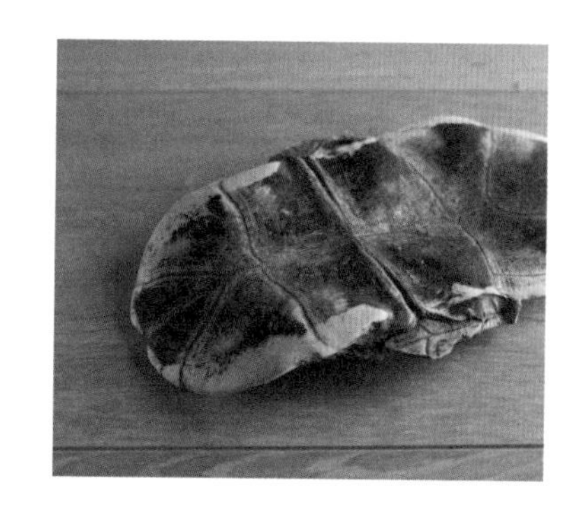

烏龜的腹甲稱為龜板，是珍貴的中藥材，現代研究發現烏龜對某些腫瘤細胞有抑制作用。龜板煎熬成膠，作用更好。

蠔

好評指數：★★★

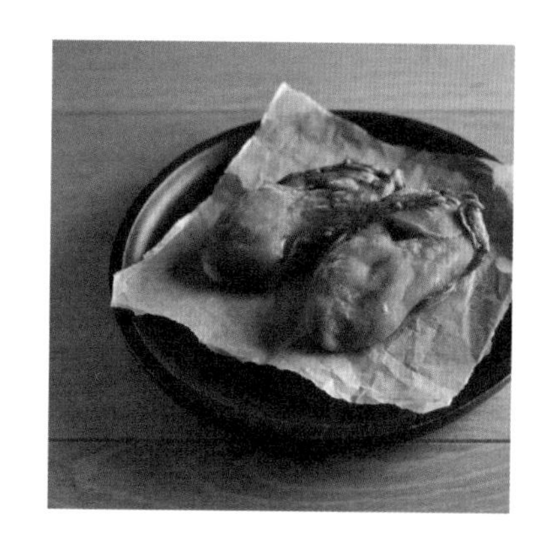

蠔又名牡蠣。含有人體必需的8種氨基酸，以及糖原、維他命A等。蠔的防癌作用來自於一種有效成份——糖原，中醫認為它可以消結核。

帶魚

好評指數：★★★★

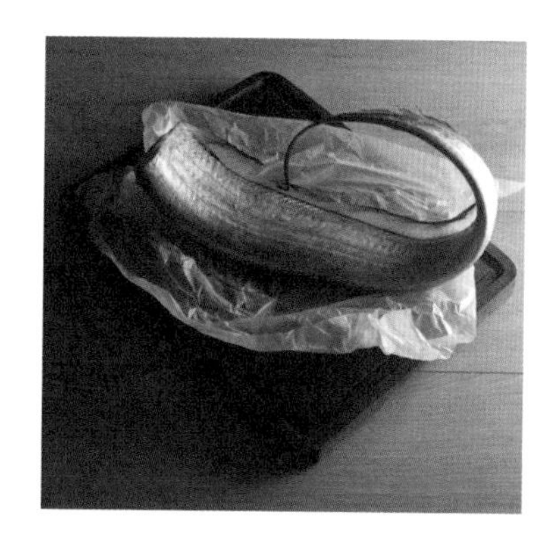

帶魚體表的那層銀白色的油脂含有一種抗癌成分—硫代鳥嘌呤，可用於治療急性白血病、淋巴瘤。中醫認為它能養肝托毒。

羊奶

好評指數：★★★★★

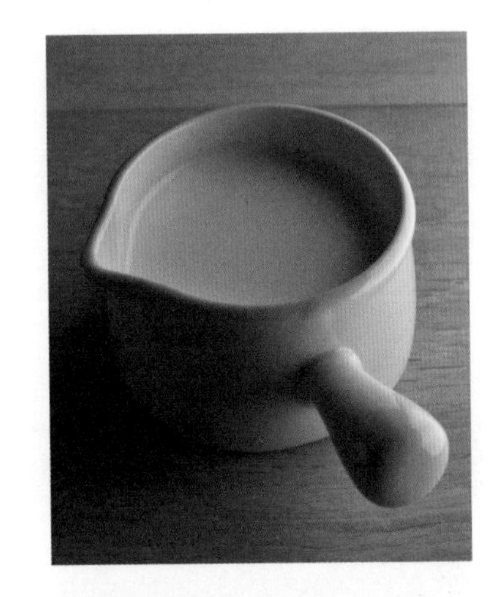

羊奶的脂肪顆粒比牛奶小得多，更接近人奶，有利於吸收。歐洲有研究報導，羊奶含有環磷腺苷、三磷酸腺苷、EFG 生長因子，其中環磷腺苷是防癌抗癌因子。體弱人士或牛奶過敏者，食用羊奶（或羊奶產品）更適宜。

雞蛋

好評指數：★★★★★

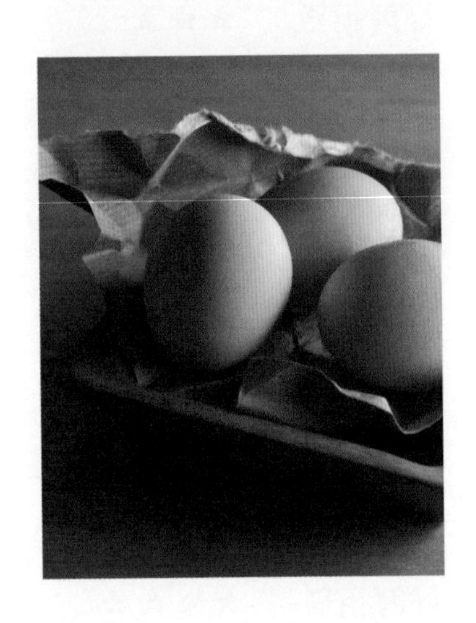

雞蛋含有豐富的維他命 B2，可以分解人體內的致癌物質，微量元素硒，也具有防癌作用。雞蛋還含有一種物質能抑制喉癌的發生和淋巴癌的病毒。放化療後補充蛋白質，吃點燉雞蛋是不錯的選擇。

鵪鶉蛋

好評指數：★★★

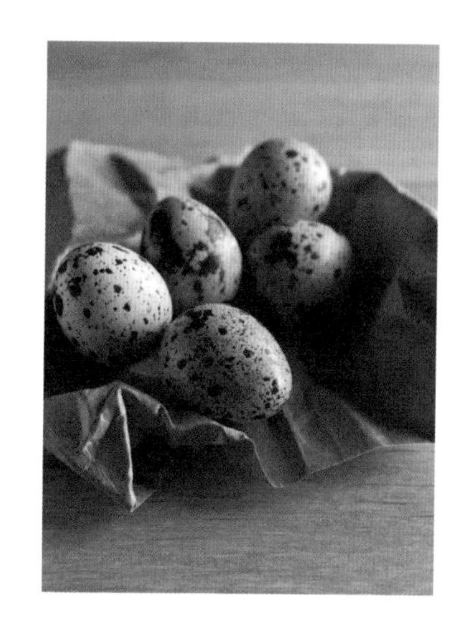

鵪鶉蛋裏面所含的維他命B2是雞蛋的兩倍。怎樣取捨，你懂的。

猴頭菇

好評指數：★★★★

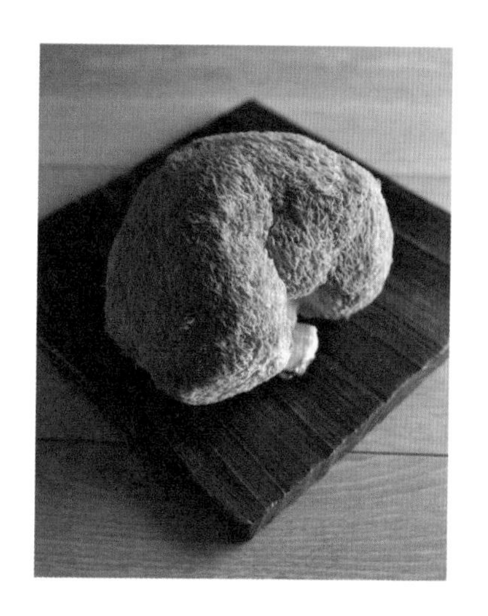

猴頭菇所含的多肽類物質，對消化系統的腫瘤有抑制作用。可以燉湯。

蘑菇

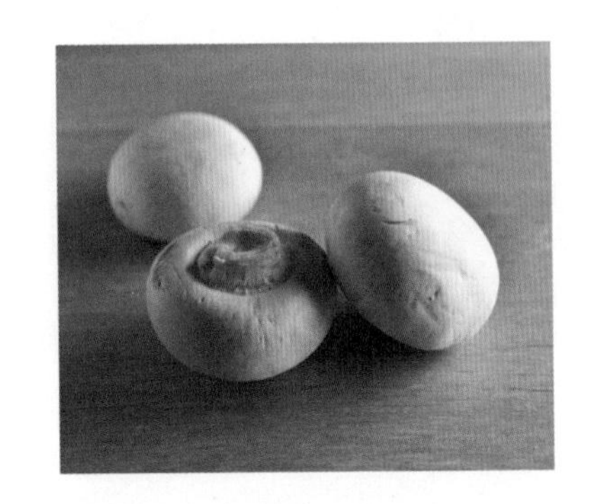

好評指數：★★★★★

因為蘑菇含有多糖體，是一種抗癌的活性物質，能抑制包括淋巴瘤、腸癌、肝癌等生長。（要煮熟吃）

銀耳（雪耳）

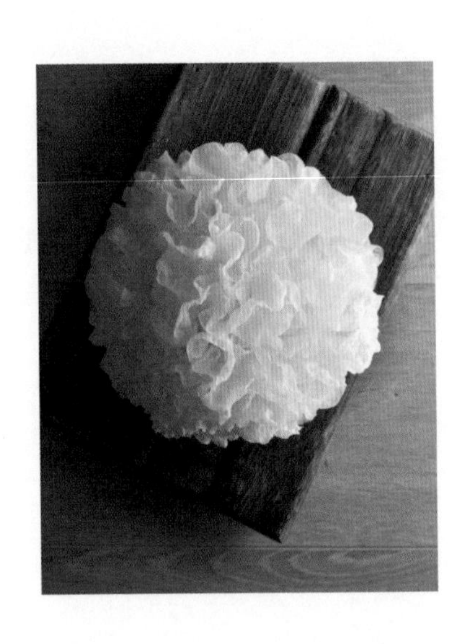

好評指數：★★★

銀耳能增強腫瘤患者對放療、化療的耐受力。與木瓜同燉頗好。

蘆筍

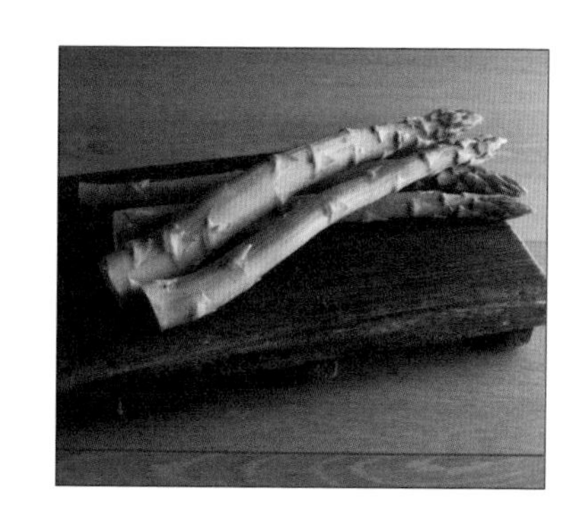

好評指數：★★★★★

蘆筍含有多種營養要素，氨基酸達到 17 種，天門冬酰胺酶是抗癌的成分，蘆筍身上的提取物，可以促使癌細胞 DNA 雙鏈斷裂，造成直接攻擊，對正常細胞沒有副作用。要注意，用它來輔助治療腫瘤時，經常食用才會有效，罐頭蘆筍也同樣有效。食量 100 克 -200 克。

苦瓜（涼瓜）

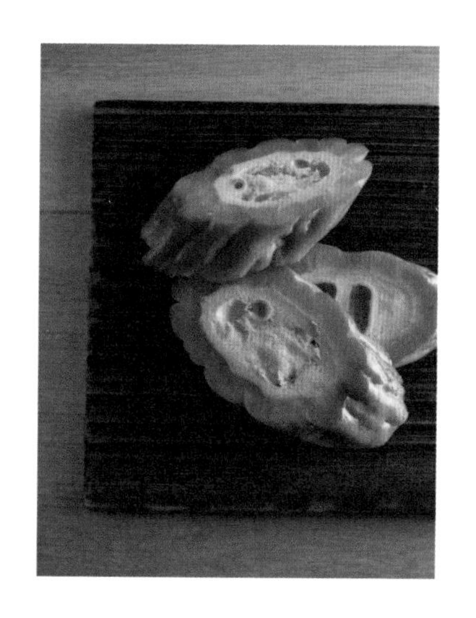

好評指數：★★★★

苦瓜含有一種叫做類奎寧蛋白的成分，能激活免疫細胞去攻擊不正常的細胞。它的種籽也含有一種成分，抑制癌細胞的侵襲。苦瓜雖苦，可是對人類的幫助不可小看。

番茄

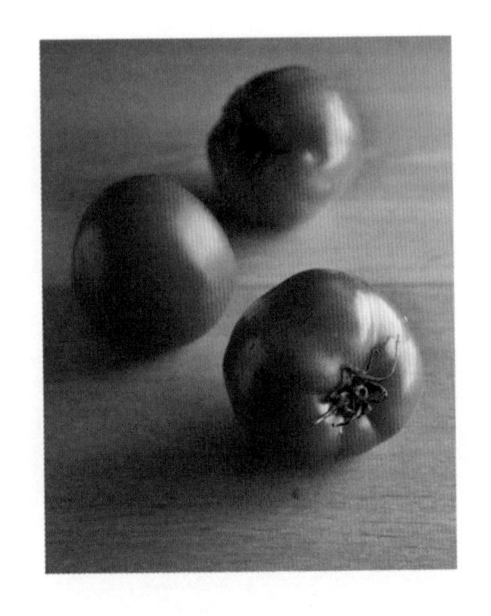

好評指數：★★★★★

番茄又稱西紅柿，它的番茄紅素是天然抗氧化劑，能清除身體內的自由基，對預防前列腺癌效果特別突出。經常食用番茄，或每星期食用 10 次以番茄製做的食品，男性前列腺癌的發病率可以降低 45% 左右。同類食物還有西瓜、柿子、木瓜。

椰菜

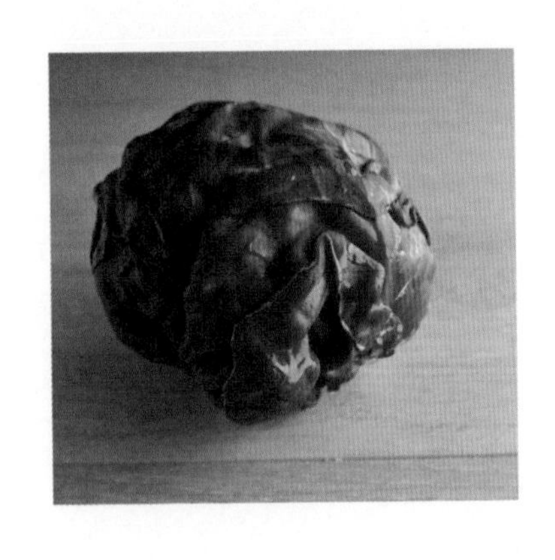

好評指數：★★★★

椰菜又名卷心菜、包心菜、圓白菜，含有豐富的微量元素鉬，是亞硝酸胺的頭號敵人，經常吃它對減低肝癌、胃癌風險有幫助。卷心菜屬於十字花科植物，與它同屬一個植物家族的蔬菜有白蘿蔔、西蘭花、油菜等，均有防癌作用。

生菜

好評指數：★★★★★

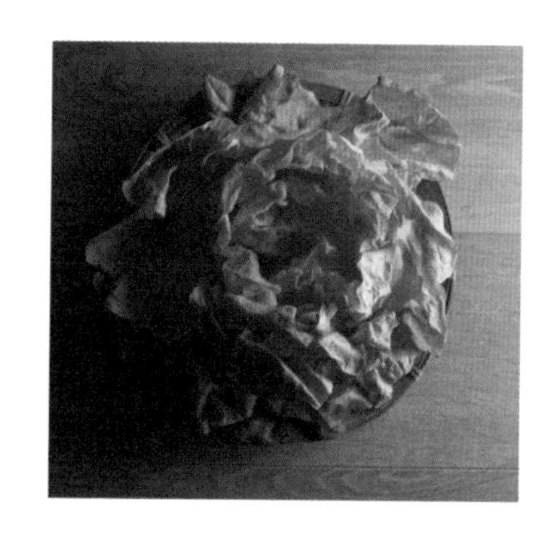

同一個家族的還有西生菜、油麥菜、萵笋、紫水晶生菜等。由於含有一種叫芳香煙羥化酯的物質，使這一類平常不起眼的蔬菜有着比其他抗癌食物更顯著的效果。放化療患者食之，有助緩解毒副作用。

黃豆

好評指數：★★★★★

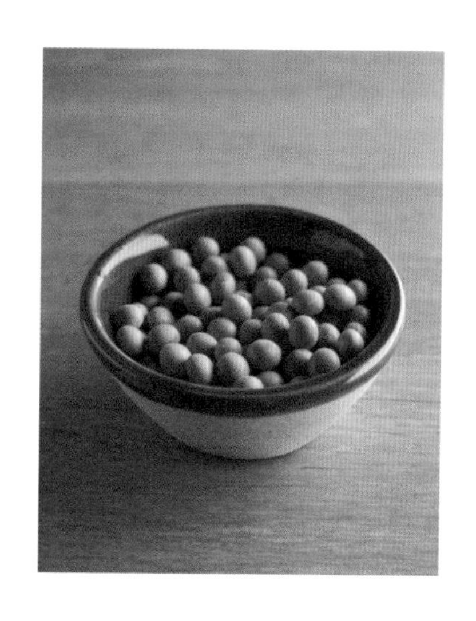

又稱大豆，富含蛋白質、纖維、黃酮類以及多種微量元素，其中異黃酮和核酸防癌抗癌效果很好，飲食中只要含有 5% 的黃豆或豆製品，就能顯著抑制誘發乳腺癌的化學物質。

蘿蔔

好評指數： ★★★★★

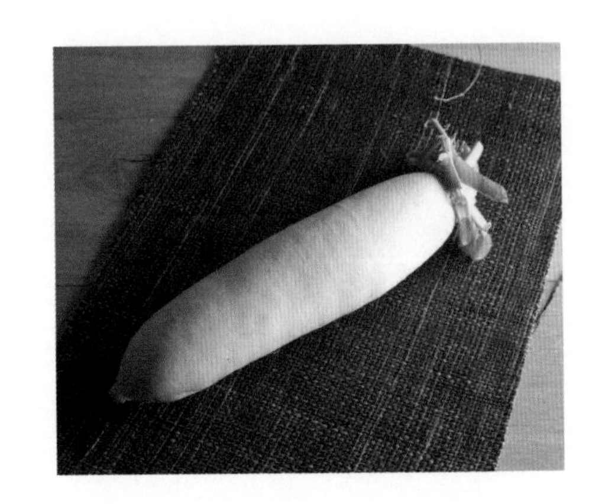

民間流傳着一句諺語：冬吃蘿蔔夏吃薑，一生不用跑藥堂。中醫認為蘿蔔抗腫瘤、寬胸、化痰、利尿。它含有多種酶、木質素、芥子油以及維他命C。生吃蘿蔔的時候，會覺得有點辣，這就是來自芥子油的味道，越辣，芥子油含量就越多，抗癌作用就越強，尤其是抵抗胰腺癌。蘿蔔的吃法也很簡便，生熟皆宜。

紅蘿蔔

好評指數： ★★★★★

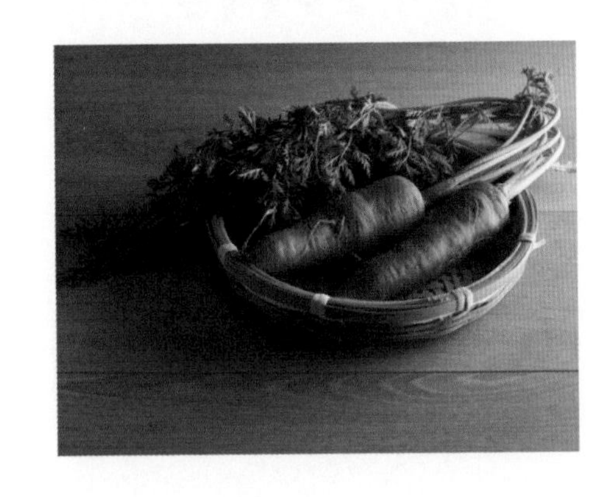

紅蘿蔔含有白蘿蔔的大多數成份，區別是多含有一種胡蘿蔔素，胡蘿蔔素在人體內可以以4:1的比例，轉化成維他命A，即4個胡蘿蔔素轉化成1個維他命A。若每天吃它，可大大降低肺癌的風險。對於已患癌症的病人，也可以用於食療，補充因化療而消耗的維他命A，使抗癌更給力。同類食品還有南瓜。

杏

好評指數： ★★★★★

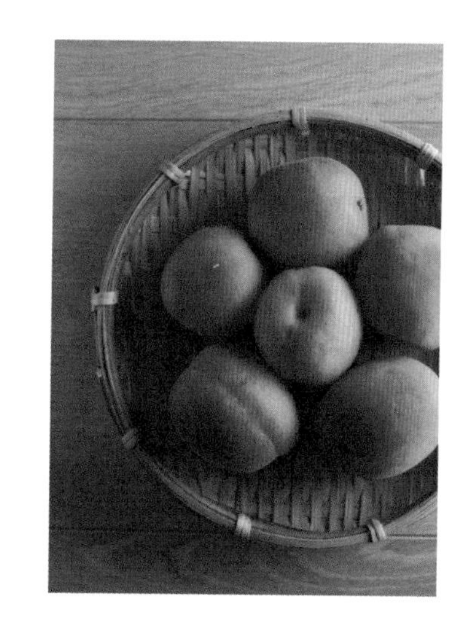

杏是含維他命B17最豐富的果品，維他命B17是一種極為有效的抗癌物質，對癌細胞具有殺滅作用，而且適宜多種癌症患者，對正常細胞則是無毒性的。杏子和杏仁都是有效的食療材料。腸癌瀉血者，杏仁30克，去皮，炒過，打成粉狀，和白米一同熬粥至極熟，空腹吃下，有益。

無花果

好評指數： ★★★

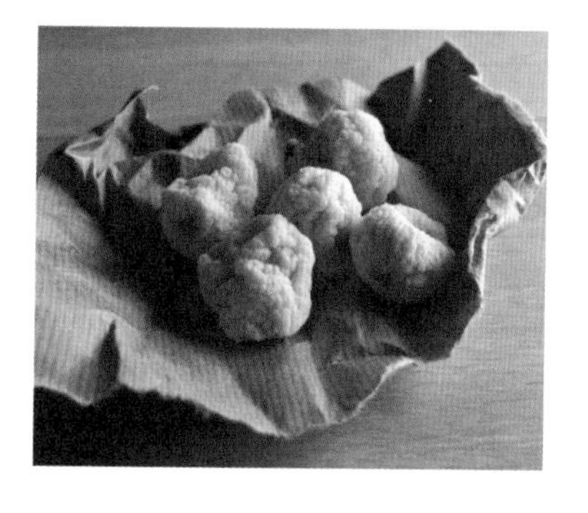

從動物實驗結果來看，無花果是有抗癌作用的。臨床上的研究正在逐漸證實這點，它含有的維他命A、D能分解已形成的亞硝酸胺。無論鮮果還是乾果，常吃有益。

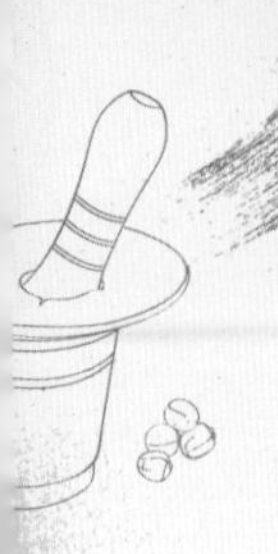

蘋果

好評指數： ★★★★

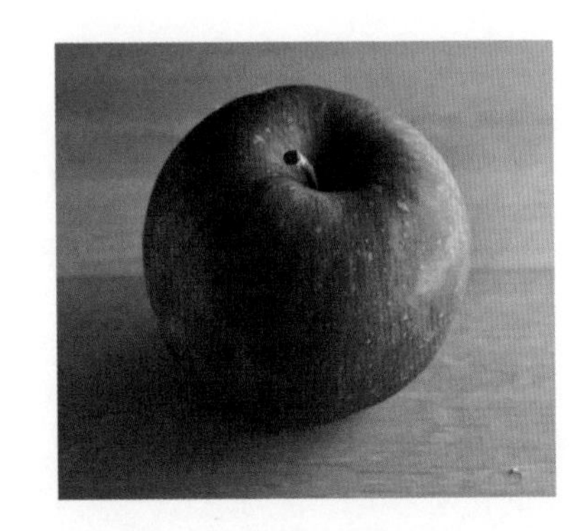

蘋果營養價值高是眾所周知的，中醫也認為蘋果益脾止瀉、和胃降逆，每 28 克蘋果含膳食纖維 4 克，看到這個數據你想到甚麼呢？豐富的膳食纖維能使得腸道內的糞便量增加，稀釋裏面的致癌物，從而減少結腸癌的發生，對不對？可能還有更多，蘋果含有較豐富的鉀元素，能與人體過剩的鈉鹽結合排出體外。它的類黃酮化合物也是抗癌物質。

奇異果

好評指數： ★★★

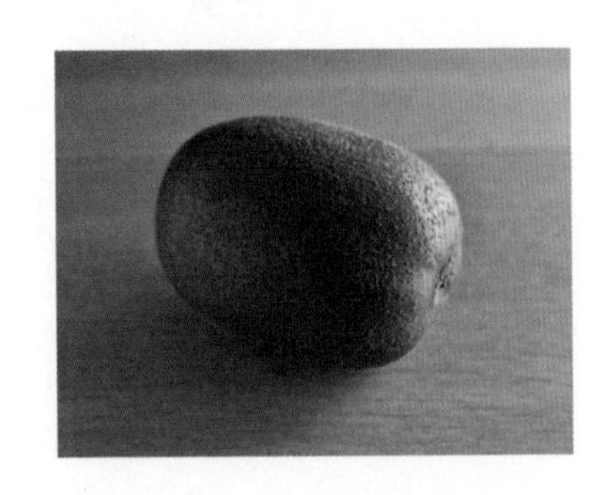

奇異果在眾多水果品種當中，維他命 C 的含量居冠，100 克果子約含 200 毫克維他命 C，是番茄的 30 倍。它能有效阻止致癌物質亞硝酸胺在人體內形成。奇異果樹的根也是一味抗癌的中藥材，藥名叫做籐梨根。

茄子

好評指數：★★★★

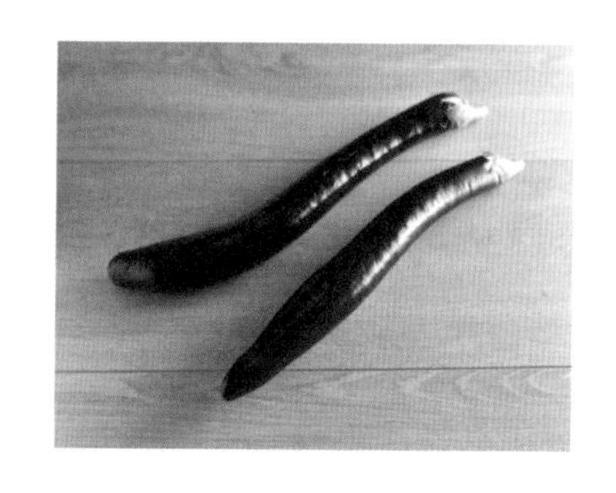

茄子的營養成分有好幾種，其中龍葵鹼和葫蘆素已經證實有抗癌功效。茄蒂、茄根也可以藥用。古代就有用秋茄根治療腫瘤的記載。茄子加工食用方便，秋茄最好。

紅薯

好評指數：★★★★★

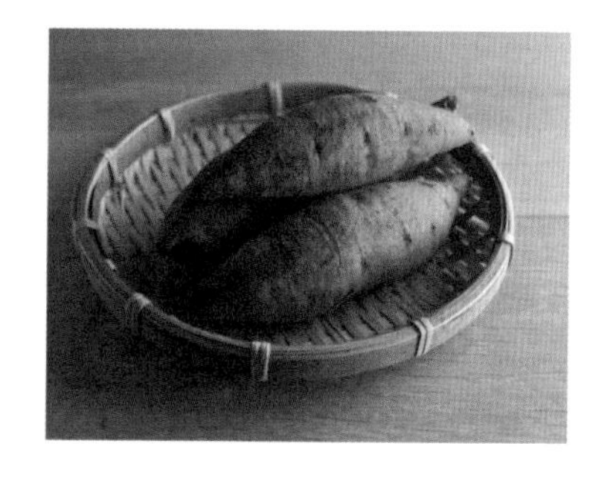

紅薯又名蕃薯、甘薯，含有糖脂，還有一種活性物質叫脱氧異雄固酮，這兩種物質抗癌，並且能使衰弱的免疫系統重新振作，能防治結腸癌和乳腺癌。

大蒜（獨子蒜）

好評指數：★★★★

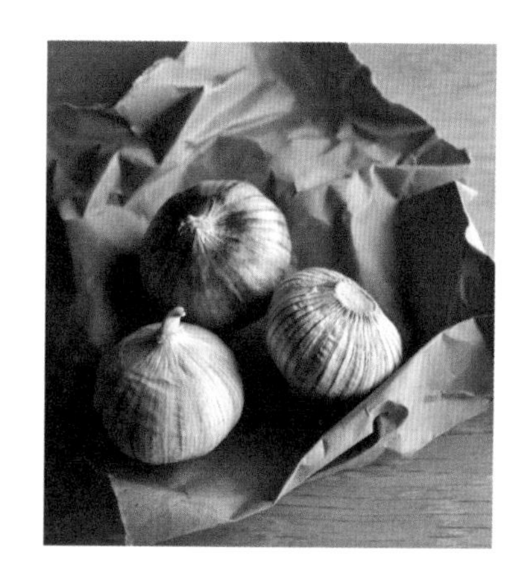

大蒜所含的大蒜素對多種癌細胞有抑制作用，所含的硒、鍺也是防癌的微量元素。有效的吃法是將蒜子切成片，放在空氣裏 15 分鐘，讓它跟氧氣結合，這樣才能產生大蒜素。（吃大蒜後，吃點山楂、再喝點茶，有助於消除氣味）

洋蔥

好評指數：★★★★★

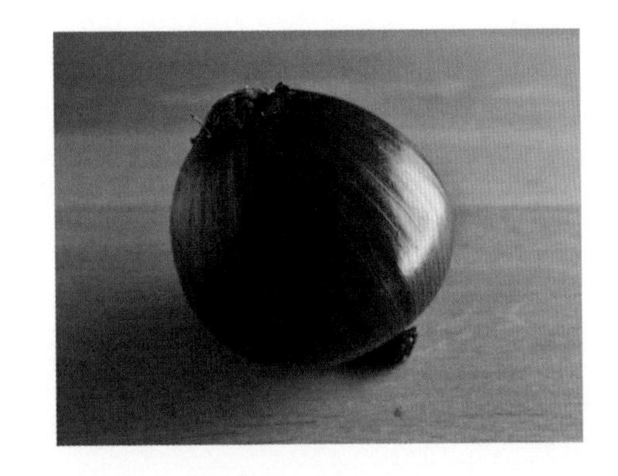

洋蔥含有一種叫槲皮素的成分，是一種天然的抗癌物質，研究顯示，經常吃洋蔥的人，胃癌的發病率較低。

西蘭花（花椰菜）

好評指數：★★★★★

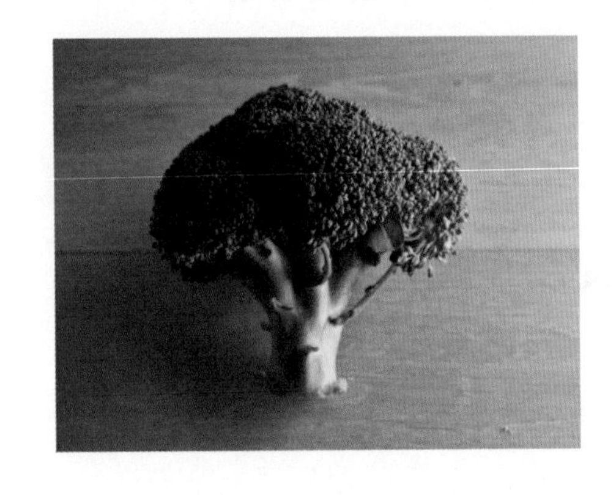

屬十字花科植物甘藍，和卷心菜是一個大家族，分為白色和綠色兩種，綠色的叫西蘭花，白色的粵語稱椰菜花。它們富含硫代葡萄糖苷，轉化成蘿蔔硫素，具有殺死癌細胞的能力。需注意烹飪時避免過度加熱，以免破壞抗癌成份。食用時要依靠咀嚼發揮出它的抗癌作用。

菠菜

好評指數： ★★★★★

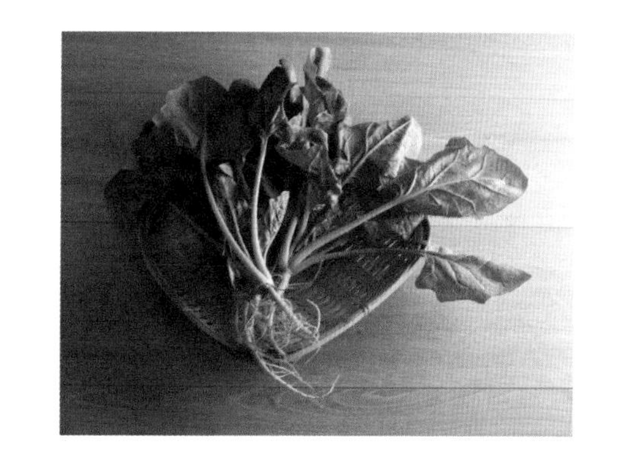

它是蔬菜中的營養模範，含有多種抗氧化物，降低患皮膚癌、口腔癌、胃癌、卵巢癌等疾病的風險。建議每 2-3 天吃一次。

葡萄

好評指數： ★★★★★

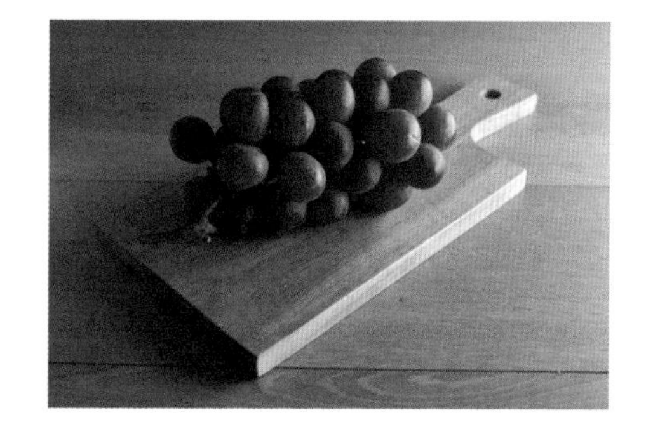

葡萄含有一種叫做白藜蘆醇的物質，可以防止健康細胞癌變，又能阻止惡變細胞擴散。除了吃葡萄外，常飲紅葡萄酒也有一定的防癌作用。

綠茶

好評指數：★★★★★

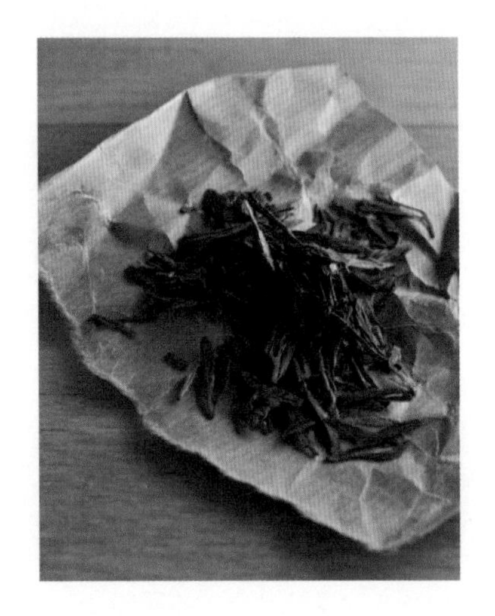

綠茶含有多種可以防癌的成分，起主要作用的叫做兒茶素化合物。多吸煙、多吃煎炸和燒烤食物的人宜經常飲用。

最後，介紹一些看似糟粕的東西：魚鱗、豆腐渣、豬肉皮，它們都是抗癌的寶貝。如果烹調技巧能夠融合它們的話，請不要錯過。

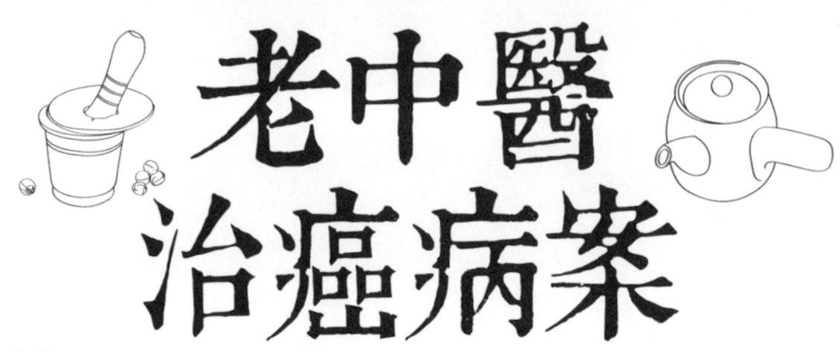

作者
趙生

編輯
謝妙華　陳芷欣

攝影
細權

美術設計及排版
Venus Lo

出版者
萬里機構出版有限公司
香港鰂魚涌英皇道1065號東達中心1305室
電話：2564 7511
傳真：2565 5539
電郵：info@wanlibk.com
網址：http://www.wanlibk.com
http://www.facebook.com/wanlibk

萬里機構

萬里 Facebook

發行者
香港聯合書刊物流有限公司
香港新界大埔汀麗路 36 號
中華商務印刷大廈 3 字樓
電話：2150 2100
傳真：2407 3062
電郵：info@suplogistics.com.hk

承印者
中華商務彩色印刷有限公司
香港新界大埔汀麗路 36 號

出版日期
二零一九年三月第一次印刷

ISBN 978-962-14-6954-0